# Bodyweight-Training für Frauen

Lucy Wyndham-Read

# BODY WEIGHT TRAINING
## FÜR FRAUEN

Schlank
& stark
in
3 Wochen

Meyer & Meyer Verlag

Originaltitel

**Body Toning for Women**

© 2016 by Meyer & Meyer Sport (UK) Ltd.

Übersetzung: Kristina Mundt, www.kristinamundt.de

British Library Cataloguing in Publication Data

A catalogue record for this book is available from the British Library

**Bodyweight-Training für Frauen**

Bibliografische Information der Deutschen Bibliothek

Die Deutsche Bibliothek verzeichnet diese Publikation in der Deutschen

Nationalbibliografie; detaillierte bibliografische Details sind im Internet über

<http://dnb.ddb.de> abrufbar.

© 2016 by Meyer & Meyer Verlag, Aachen

Auckland, Beirut, Dubai, Hägendorf, Hongkong, Indianapolis, Kairo, Kapstadt,

Manila, Maidenhead, Neu-Delhi, Singapur, Sydney, Teheran, Wien

&#9834; Member of the World Sport Publishers' Association (WSPA)

Gesamtherstellung: Print Consult GmbH, München

ISBN 978-3-8403-7510-1

E-Mail: verlag@m-m-sports.com

www.dersportverlag.de

## SIE SELBST SIND DAS FITNESSSTUDIO

Dieses Buch wird Ihnen dabei helfen, Ihren Traumkörper zu bekommen. Die Übungen werden Sie in Form bringen und all die richtigen Stellen straffen, um den Körper zu schaffen, den Sie sich wünschen.

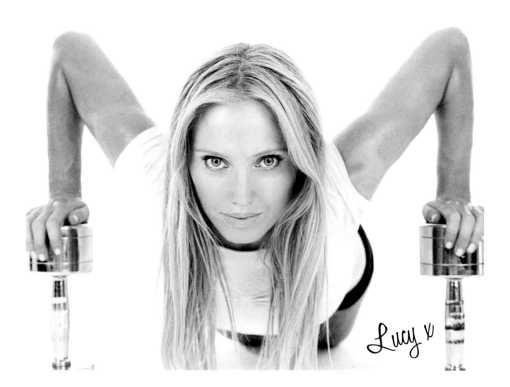

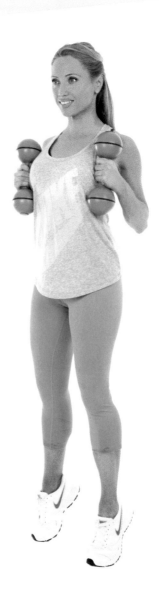

## WAS SIE AN DIESEM BUCH LIEBEN WERDEN

- JEDE ÜBUNG WIRD IHNEN AUCH HELFEN, FETT ZU VERBRENNEN, denn meine speziell für Frauen entwickelten Kräftigungsübungen helfen, mehr Muskelgewebe zu aktivieren. Das bedeutet, Ihr Körper verbrennt jederzeit mehr Kalorien.

- JEDE ÜBUNG KANN WIRKLICH ÜBERALL DURCHGEFÜHRT WERDEN. Wenn Sie also übers Wochenende mit Ihren Freundinnen unterwegs sind, eine Geschäftsreise machen oder in einer kleinen Ein-Zimmer-Wohnung leben, machen Sie sich keine Sorgen: Für die Übungen in diesem Buch brauchen Sie nicht viel Platz. Dieses Buch ist Ihr tragbares Fitnessstudio.

- ES GIBT IHNEN ZEIT ZURÜCK. Wenn man zum Fitnessstudio fährt, an viel zu langen Kursen teilnimmt oder sich an vorgegebene Zeitpläne hält, verliert man viel Zeit. In diesem Buch bringe ich Ihnen bei, dass weniger im Grunde mehr sein kann und dass Sie in kurzer Zeit unglaublich tolle Ergebnisse erzielen können. So haben Sie mehr Zeit, einfach nur das Leben zu genießen.

- ICH HAB'S. Damit meine ich, dass Sie jede Übung verstehen und sich 100 % sicher sein werden, dass das, was Sie tun, funktioniert. Viele andere Programme sind zu kompliziert und Fitnessstudios können einschüchternd wirken, weil Sie dort das Gefühl haben, auf einer Bühne zu stehen und vor allen anderen Mitgliedern aufzutreten. So können Sie leicht eine Übung falsch ausführen. Mit diesem Buch werden Sie alle Übungen schnell verstehen und sich ganz sicher sein, dass Sie sie richtig machen.

- ES SPART GELD, denn mit diesem Buch brauchen Sie nichts anderes als sich selbst! Sie müssen keinen Cent investieren – weder in eine kostspielige Fitnessstudiomitgliedschaft oder in Fitnesskurse noch in teure Fitnessgeräte.

- DAS BESTE: ES BRINGT ERGEBNISSE. Wenn Sie sich an meine Empfehlungen halten, kann ich versprechen, dass Sie sich wahnsinnig gut fühlen, toll aussehen und davon begeistert sein werden, ein gesundes Leben zu führen.

# TEIL 1

## I

## Figurtraining

Mit mehr als 20 Jahren Erfahrung in der Fitnessbranche wird mir immer wieder dieselbe Frage gestellt: Wie komme ich in Form? Daher habe ich mich entschieden, ein Buch zu schreiben, in dem ich Frauen zeige, wie sie in Form kommen und ihren Traumkörper erreichen können. Dieses Buch enthält Kräftigungsübungen, die dabei helfen werden, in gerade einmal 21 Tagen eine feminine Figur zu formen. Sie werden sich sicher sein, wie genau jede Bewegung ausgeführt werden muss. Die 10 Übungen für jeden Körperteil – Po, Oberschenkel, Bauch, Brust, Rücken und Arme – werden es Ihnen ermöglichen, den für Sie perfekten Körper zu schaffen.

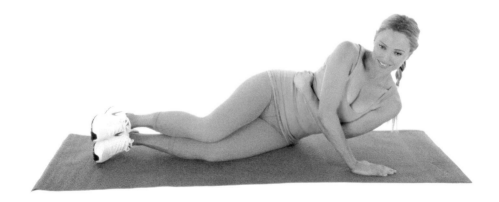

Hinsichtlich der Baupläne unserer Körper sind wir einzigartig, keine zwei Personen sind gleich. Was eine Frau für ihre Problemzone hält, zum Beispiel die Arme, ist vielleicht der Lieblingskörperteil einer anderen Frau. Dieses Buch erlaubt Ihnen, Ihr Training so anzupassen, dass Sie Ihren Körper in all den Bereichen formen und straffen, die Sie möchten, und es zeigt Ihnen eine große Auswahl an Kräftigungsübungen, sodass Sie Ihre Programme ständig verändern können und Ihnen niemals langweilig wird. Dies führt auch schneller zu den gewünschten Ergebnissen.

## WIE IHRE MUSKELN FUNKTIONIEREN

Ich möchte zunächst darauf eingehen, was **Figurtraining**, auch als **Krafttraining** bekannt, überhaupt ist. Wie ich immer zu meinen Klienten sage: „**Wissen ist Macht.**" Anstatt Ihnen einfach nur die Übungen zu zeigen, möchte ich erklären, wie Ihr Körper auf diese Bewegungen reagiert und warum wir bestimmte Ergebnisse erreichen.

Figurtraining wird auch als **Kraft-** oder **Widerstandstraining** bezeichnet. All diese Begriffe bedeuten dasselbe – eine Bewegung, bei der eine externe Kraft (Gewichte oder das eigene Körpergewicht) bei einer Bewegung auf einen Muskel oder eine Muskelgruppe wirkt. Diese Bewegung wiederholt man, damit der Muskel wächst und stärker wird. Dadurch werden die Muskeln geformt und definiert und verbrennen außerdem mehr Kalorien.

Der Grund, warum Kräftigungsübungen eine gute Methode sind, um den Fettabbau zu unterstützen, ist: Je trainierter Ihre Muskeln sind, desto mehr Kalorien verbrennt Ihr Körper. Man kann sich das gut so vorstellen: Trainierte Muskeln sind hyperaktiv und voller Energie und verbrauchen viele Kalorien, während untrainierte Muskeln inaktiv und träge sind und nur sehr wenige Kalorien verbrauchen.

Immer, wenn Sie die Übungen machen, die in diesem Buch vorgestellt werden, formen Sie also nicht nur einen speziellen Körperteil, sondern Sie erhöhen auch die Kalorienzahl, die dieser Muskel verbrennen wird. Es ist also gleich doppelt hilfreich.

## KRAFTTRAINING FÜR EINE FEMININE FIGUR

**Bodyweight-** oder **Eigengewichtstraining** (eine andere Bezeichnung für Figurtraining) schreckt viele Frauen ab, weil sie befürchten, dadurch große Muskelpakete zu bekommen. Dies entspricht aber bei Weitem nicht der Realität. Es wäre vielmehr sehr schwierig, dies zu erreichen, da Frauen nicht denselben Testosteronspiegel wie Männer haben, der Männern den Aufbau voluminöser Muskeln ermöglicht. Um Muskelpakete zu bekommen, müsste man ein sehr spezielles, intensives Training durchführen, extrem schwere Gewichte mit einer bestimmten Anzahl an Wiederholungen heben und dieses Training mit einer besonderen Ernährung verbinden. Man müsste sehr viel Zeit und Arbeit investieren, um diesen Effekt zu erreichen. Sie können mir also vertrauen, dass Sie durch die Übungen in diesem Buch keine Muskelpakete aufbauen werden. Dieses Buch dient dazu, in nur 21 Tagen einen sexy, weiblichen, definierten Körper zu schaffen.

## HÄUFIG GESTELLTE FRAGEN: KRAFTTRAINING

**Frage:** Hilft Krafttraining mir beim Abnehmen?

**Antwort:** Auf jeden Fall! Ab 30 oder manchmal auch schon ab Ende 20 lässt die Fähigkeit unseres Körpers, Kalorien zu verbrennen, nach, wenn wir inaktiv sind, weil der Körper annimmt, dass wir unsere Muskeln nicht wirklich benutzen. Daher reduziert er langsam die Energie, die sie aufbringen. Viele Frauen über 30 nehmen deshalb zu, sogar wenn sie weniger essen. Kraft- und Bodyweighttraining beansprucht die Muskeln jedoch, sodass sie, bezogen auf den Stoffwechsel, aktiver werden, d. h., sie verbrennen mehr Kalorien. Je öfter Sie trainieren, desto eher bleiben die Muskeln bei dieser Rate. Schließlich kommt die Botschaft bei ihnen an und sie bleiben ständig auf diesem Niveau (Sie verbrennen also schneller Kalorien, wie Sie es zwischen 20 und 30 taten). Dies ist also ein gutes Beispiel dafür, dass Sport die biologische Uhr wirklich zurückdrehen kann.

**Frage:** Gibt es Übungen, die zur Vorbeugung von Osteoporose beitragen?

**Antwort:** Ja. Immer, wenn Sie eine Kräftigungsübung durchführen, kommen Sie dadurch nicht nur einem sexy Körper näher, sondern erhöhen auch die Stärke und Dichte Ihrer

Knochen. Wenn wir älter werden, steigt das Risiko, dass unsere Knochen an Osteoporose erkranken, d. h., dass sie spröde werden und leichter brechen. Wenn wir Sport treiben und den Körper einem Widerstand aussetzen, erzeugen wir eine chemische Reaktion in den Mineralien der Knochen, wodurch die Knochen stärker werden. Dies ist also ein weiterer Grund, warum man diese Übungen durchführen sollte: Sie tragen dazu bei, die Stärke der Knochen zu erhalten.

**Frage:** Kann Krafttraining bei einer schlechten Körperhaltung helfen?

**Antwort:** Ja. Die Körperhaltung ist ein Faktor, der Sie sofort 10 Jahre älter oder jünger erscheinen lassen kann. Durch eine perfekte Körperhaltung sieht man schlanker, größer und jünger aus und wirkt, als strotzte man vor Selbstbewusstsein. Wenn Sie die Kräftigungsübungen in diesem Buch regelmäßig machen, richtet sich der Körper wieder richtig aus und Sie entwickeln eine natürliche, perfekte Haltung. Heutzutage leidet unsere Haltung oft darunter, dass wir zu viel Zeit vor dem Computer oder mit sehr langen Autofahrten verbringen. Mit diesen Übungen können wir uns aber wieder richtig ausrichten und aufrecht sitzen und gehen.

**Frage:** Ich bin Mitte 50 und habe noch nie Fitnesstraining gemacht. Kann ich trotzdem noch fit werden?

**Antwort:** Ja, und Sie werden sich wie Superwoman fühlen! Es mag vielleicht etwas abgedroschen klingen, aber es stimmt definitiv, dass viele von uns ihre wahren Fähigkeiten niemals kennen und niemals wissen werden, wie fit und stark sie sein können. Stärke hilft Ihnen nicht nur dabei, körperliche Herausforderungen zu meistern. Ein starker Körper trägt auch dazu bei, eine starke Persönlichkeit zu entwickeln, durch die Sie sich berechtigt fühlen werden, das Superwoman-Outfit überzustreifen. Außerdem trainiere ich eine Klientin, die schon Ende 70 ist, mit 72 noch einmal geheiratet hat und unglaublich gut aussieht – Alter spielt also keine Rolle.

**Frage:** Wie schnell kann man Ergebnisse sehen?

**Antwort:** Sie werden sehr schnell Ergebnisse sehen. Jedes Mal, wenn Sie trainieren, werden Sie merken, wie sehr Ihre Kraft und Fitness zunehmen. Am Ende von Woche 1 werden Sie sehen, dass Sie Zentimeter an Umfang verlieren. Am Ende von Woche 2 werden die verlorenen Zentimeter im zweistelligen Bereich liegen und nach 21 Tagen passen Sie locker in eine kleinere Kleidergröße. Der Grund dafür ist, dass das Krafttraining die Fähigkeit Ihres Körpers, Fett zu verbrennen, ankurbeln wird, sodass Sie nicht nur Ihren Körper formen, sondern auch überschüssiges Körperfett loswerden.

## VORTEILE VON KRAFTTRAINING (FIGURTRAINING)

- Krafttraining hält überschüssiges Körperfett von Ihnen fern.
- Krafttraining erhält die Stärke Ihrer Knochen.
- Krafttraining verbessert Ihre Körperhaltung.
- Krafttraining sorgt dafür, dass Sie jünger aussehen und sich jünger fühlen.
- Krafttraining erhöht Ihre Stoffwechselrate.
- Krafttraining verbessert Ihren Gleichgewichtssinn.
- Krafttraining verbessert Ihre koordinativen Fähigkeiten.
- Krafttraining beugt Gesundheitsproblemen vor.
- Krafttraining verleiht Ihnen Energie.
- Krafttraining macht Sie zu der stärksten und fittesten Version von Ihnen selbst.

## WARUM NUR 21 TAGE?

Es gibt zwei Gründe, warum 21 Tage als Zeitrahmen funktionieren. Der erste Grund sind Ergebnisse, der zweite Gewohnheit – wenn man etwas 21 Tage lang macht, wird es zur Gewohnheit. Wenn Sie diesem Plan 21 Tage lang folgen, werden Sie Ergebnisse sehen und mehr benötigen Sie nicht, um Ihren Lebensstil zu ändern und gesund, fit und stark zu werden.

Was die Ergebnisse betrifft, ist das Tolle an Fitnesstraining, dass es sich richtig auszahlt, denn man wird durch jedes Training fitter. Man fühlt sich immer stärker und dies ist ein wichtiger Faktor, der einen zu einem gesunden Lebensstil motiviert. Je mehr Sport Sie treiben, desto mehr Energie haben Sie, und je mehr Energie Sie haben, desto mehr Lust haben Sie, Sport zu treiben. Man kann dies also als eine positive, nach oben führende

Spirale betrachten. Sobald Sie die Ergebnisse sehen, wozu auch besserer Schlaf und besseres Essen zählen, wird es einfach zu einer Lebensweise. Den Unterschied kann man leicht erkennen. Falls wir im Gegensatz nämlich keinen Sport treiben, haben wir weniger Energie. Weniger Energie bedeutet, dass wir sogar noch inaktiver werden und dadurch zunehmen, was sich zu einer Spirale entwickelt, die nach unten führt.

Unabhängig von Alter, Gewicht oder Fitnesslevel haben wir alle die Möglichkeit, eine positive, gesunde Spirale zu beginnen. Selbst wenn Sie jeden Tag nur 10 Minuten walken und ein paar von den Übungen in meinem Buch machen, werden Sie Veränderungen feststellen.

Nach **Tag 7** können Sie damit rechnen, Zentimeter an Umfang zu verlieren, und Sie werden merken, dass Sie mehr Energie haben.

Nach **Tag 14** schaffen Sie locker mehr Wiederholungen von jeder Übung und Sie werden noch mehr Zentimeter verloren haben. Sie erkennen jetzt, dass Ihre Figur sich verändert hat, Sie fühlen sich viel fitter und haben mehr Energie, wenn Sie morgens aufwachen.

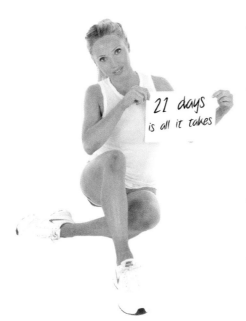

An **Tag 21** können Sie Ihre Röhrenjeans oder ein enges Kleid tragen, weil Sie überall abgenommen haben, toll aussehen und sich toll fühlen werden. Auch Ihre Freunde und Familie werden den Unterschied bemerken.

Sie können die Ergebnisse von all dem Fitnesstraining sehen und Ihren Erfolg für jeden Abschnitt dieses Buchs testen und messen. Am wichtigsten ist aber, dass Sie an Tag 21 Ihre Lebensgewohnheiten verändert haben werden. Darum sind es nur 21 Tage!

Ihre Lucy

# 2

# Wie man dieses Buch benutzt

Mit diesem Buch wollte ich einen Plan schaffen, der es Ihnen erlaubt, die Übungen, die Sie machen möchten, auszuwählen und miteinander zu kombinieren und genau zu verstehen, wie Sie das Training am besten zusammenstellen. Dies würde Ihnen zeigen, wie Sie im Laufe der Zeit Fortschritte machen können, indem Sie verschiedene Übungen hinzunehmen, und beweisen, dass dieses Buch Ihr permanenter Trainingsleitfaden werden kann. Da ich über **60** Übungen vorstelle, steht Ihnen eine Fülle von kombinierbaren Programmen zur Verfügung und Sie werden sich nie langweilen.

## WÄHLEN SIE DEN KÖRPERTEIL, DEN SIE TRAINIEREN MÖCHTEN

Dieses Buch konzentriert sich auf die Hauptmuskelgruppen des Körpers, vor allem die Bereiche, die viele Frauen definieren und straffen möchten. Ich habe die Körperteile verschiedenen Kapiteln zugeordnet, nämlich Arme, Beine, Bauch, Brust, Rücken und Po.

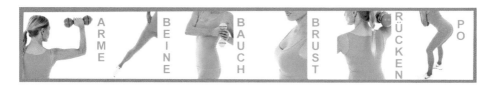

ARME | BEINE | BAUCH | BRUST | RÜCKEN | PO

Suchen Sie sich einfach die Bereiche aus, die Sie trainieren möchten, und wählen Sie drei Übungen aus diesem Abschnitt aus. Ich habe jeder Übung einen Schwierigkeitsgrad zugeordnet, sodass das Buch für jedes Fitnesslevel geeignet ist, von der absoluten Anfängerin bis zum Fitnessfan. Dadurch stehen Ihnen die richtigen Übungen für Ihr derzeitiges Fitnesslevel zur Verfügung.

**Die Schwierigkeitsgrade:**

  ✦          Für Anfängerinnen geeignet

  ✦✦        Mittel

  ✦✦✦       Schwer

Da es für jeden Abschnitt zu jedem Körperteil 10 Übungen gibt, wird Ihnen nicht so schnell langweilig. Außerdem habe ich die 10 Bewegungen sorgfältig so zusammengestellt, dass man jeden Bereich in vielen verschiedenen Bewegungsrichtungen trainiert. Die Mischung besteht aus lateralen Bewegungen (von Seite zu Seite), Rotationsbewegungen (drehend) sowie der üblichsten Bewegungsrichtung, nach vorn und nach hinten. Alle drei Richtungen einzubeziehen, bringt den Vorteil, dass Ihre Körperteile so maximal gestrafft und definiert werden. Während viele andere Workouts sich nur auf die Vorder- und Rückseite konzentrieren, trainiert diese Herangehensweise auch die seitlichen und tieferen Muskeln, um eine schöne, straffe, definierte weibliche Figur zu erreichen. Ich empfehle, das Programm alle paar Wochen zu verändern, weil die Muskeln dadurch im Ungewissen gelassen werden. Sie können jederzeit ein vorheriges Programm erneut durchführen, aber probieren Sie ab und zu auch mal etwas Neues.

## DIE ZUSAMMENSTELLUNG IHRES TRAININGS

Wählen Sie einfach drei Übungen, die Ihrem Fitnesslevel entsprechen, aus den Bereichen, die Sie trainieren möchten, und führen Sie die empfohlene Anzahl an Wiederholungen durch. Sie sollten die Übungen 4 x pro Woche machen.

Suchen Sie sich außerdem ein Cardio-Training aus, das Sie 2-3 x pro Woche durchführen. Die Cardio-Trainingseinheiten finden Sie im Cardio-Kapitel und Sie können zwischen den folgenden wählen:

○ 16-Minuten-Fettkiller-Power-Walk
○ Ganzkörper-Schwimm-Workout
○ 15-Minuten-HIIT-Lauf
○ 10-Stufen-zur-perfekten-Figur-Workout

## DIE AUSWAHL IHRES CARDIO-TRAININGS

Der Grund, warum ich diesen Abschnitt mit einschließe, ist, dass ich eine Perfektionistin bin. Auch wenn viele andere Bücher über Kraft- und Figurtraining dieses Thema nicht behandeln, wollte ich es einbeziehen, weil ich weiß, dass Sie dadurch schneller Ergebnisse erzielen. Um fit zu werden, ist es wichtig, sowohl die Ausdauer als auch die Kraft zu steigern. Ich habe vier verschiedene Cardio-Workouts entwickelt, die man leicht in seinen Tagesablauf einbauen kann. Obwohl sie in erster Linie auf Gewichtsabnahme und Fitness ausgerichtet sind, helfen manche auch dabei, bestimmte Bereiche zu definieren. In jedem Abschnitt zu einem bestimmten Körperteil gebe ich daher das Cardio-Workout an, das am besten dazu passt – ähnlich wie ein Kellner, der Ihnen sagt, welcher Wein am besten zu Ihrem Abendessen schmeckt!

## DIE RICHTIGE ERNÄHRUNG

Wir können so viel Sport treiben, wie wir wollen – wenn wir die falschen Lebensmittel zu uns nehmen, wird es nichts nützen. Fitness bedeutet nicht nur, die Sportschuhe zu schnüren, sondern auch, auf seine Ernährung zu achten. Man muss sich fit essen, was auch sehr lecker sein kann. Glauben Sie mir! Wenn Sie es richtig machen, können Sie trotzdem satt werden und all Ihre Lieblingsnahrungsmittel essen. Dieser Abschnitt des Buches beschäftigt sich daher mit Ernährung und enthält ein paar Rezepte, die Ihnen das Wasser im Mund zusammenlaufen lassen, sowie viele gute Tipps zu Ernährung.

## MOTIVATION

Dies ist ein wichtiger Teil des Buches, denn wir sollten niemals unterschätzen, welch große Rolle die Psyche spielt, und wir müssen positiv gestimmt und auf dem richtigen Weg bleiben. Falls Sie an einem Tag mal mit sich ringen, schlagen Sie schnell Seite 176 auf. Dort finden Sie meine Anfeuerungen und Motivationsanreize, damit Sie weiter auf dem richtigen Weg bleiben.

## GESUNDHEIT UND SICHERHEIT

Wie bei jedem Trainingsprogramm gibt es auch hier einige vernünftige Regeln, die wir befolgen müssen. Sie lauten:

*Treiben Sie keinen Sport, wenn Sie sich krank fühlen.*

*Brechen Sie das Training ab, wenn Sie sich verletzt haben oder Ihnen etwas wehtut.*

*Wärmen Sie sich immer richtig auf und wärmen Sie sich nach dem Workout ab und dehnen Sie sich.*

*Trinken Sie immer genug.*

*Achten Sie bei den Übungen auf die richtige Ausführung.*

# 3

# Was Sie brauchen, um anzufangen

## IHRE AUSRÜSTUNG

Dieser Abschnitt ist ziemlich kurz. Das Tolle ist nämlich, dass Sie nicht losgehen und in viele neue Fitnessgeräte oder eine Ausrüstung investieren müssen.

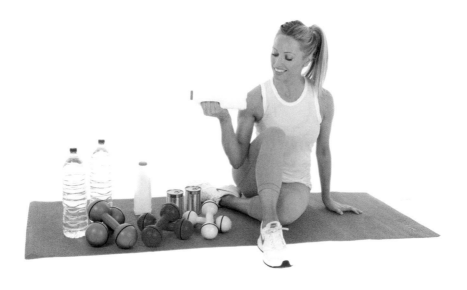

Auch wenn dieses Buch wie Ihre persönliche Multistation sein wird, entstehen keine zusätzlichen Kosten. Für die Übungen nutzen wir unser eigenes Körpergewicht. Bei ein paar Übungen empfehle ich kleine Hanteln, aber Sie können auch Haushaltswaren benutzen, mit denen es genauso gut funktioniert. Weil dies kein Buch über Bodybuilding ist, brauchen wir keine schweren Gewichte. Ich schlage die folgenden Gewichte vor:

### Leichte Gewichte

1 kg oder alternativ eine Dose Suppe

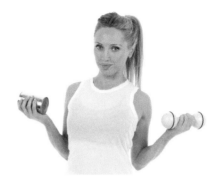

### Mittlere Gewichte

2 kg oder eine 1-l-Plastikflasche Milch

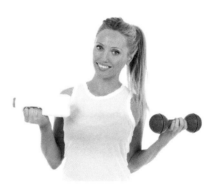

### Schwere Gewichte

3 kg oder eine 2-l-Plastikflasche Wasser

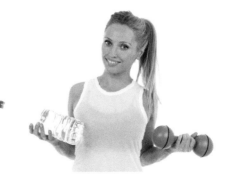

Für die Übungen auf dem Boden ist eine Gymnastikmatte hilfreich, aber ein dickes Handtuch wäre auch ein guter Kompromiss.

Was das Trainingsoutfit betrifft, ist es immer vernünftig, gut passende Sportschuhe und einen guten Sport-BH zu haben. Darüber hinaus brauchen Sie keine große Shoppingtour zu machen. Leggings, eine Jogginghose und ein T-Shirt reichen völlig aus. Vielleicht möchten Sie sich aber ein cooles, buntes Fitnessoutfit gönnen, weil das ein toller Motivator ist. Wie Sie auf allen Bildern in diesem Buch sehen können, habe ich viele verschiedene bunte Fitnessoutfits, denn ich bin davon überzeugt, dass es hilft, schöne Kleidung zu haben, mit der man trainieren kann. Es könnte aber auch ein Anreiz sein, dass Sie sich erst nach 21 Tagen mit einem neuen Outfit belohnen, weil Sie dann eine oder zwei Kleidergrößen weniger brauchen werden.

## 21-TAGE-VERSPRECHEN

Wenn Sie die Übungen in diesem Buch durchführen, das empfohlene Cardio-Workout machen und gesund essen, verspreche ich Ihnen, dass Sie großartige Ergebnisse erreichen werden. Wichtiger ist aber, dass Sie sich jetzt selbst versprechen müssen, dass Sie sich die nächsten 21 Tage an den Plan halten und echtes Engagement zeigen.

Warum schreiben Sie nicht ein „21-Tage-Versprechen" auf einen Zettel und kleben ihn an den Kühlschrank? Als ständige Erinnerung können Sie es auch ins Handy eingeben oder irgendwo anders hinhängen, wo Sie es oft sehen.

## ORGANISATION

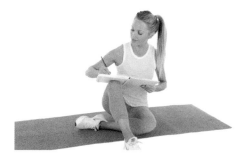

Eine bekannte und wahre Redewendung lautet: „Wenn man nicht plant, plant man zu scheitern." Weil Scheitern keine Option für uns ist, werden wir ganz systematisch vorgehen und vorausplanen.

Überlegen Sie jede Woche, welche Übungen Sie durchführen wollen, schreiben Sie sie auf und notieren Sie sich die Zeiten für Ihr Training im Kalender. Planen Sie auch die gesunden Mahlzeiten. Sagen Sie sich niemals ab. Wenn es im Kalender steht, müssen Sie es auch machen! Denken Sie an das 21-Tage-Versprechen.

## DAS AUFWÄRMEN UND ABWÄRMEN

Es ist wichtig, sich vor dem Training immer aufzuwärmen und nach dem Training zu stretchen und abzuwärmen. Das hat verschiedene Gründe:

- Es hilft, die Muskeln und Gelenke innen aufzuwärmen, was dazu beiträgt, Verletzungen zu vermeiden, und
- es hilft auch, die Muskeln flexibler zu machen, wodurch Sie sich beweglicher fühlen und die Übungen mit einem größeren Bewegungsumfang durchführen können, was wichtig ist, damit jede Übung den bestmöglichen Effekt hat.

Sie sollten sich immer ein paar Minuten lang aufwärmen. Dazu können Sie etwas so Einfaches tun wie auf der Stelle zu marschieren oder die Treppen hoch- und runterzusteigen. Wichtig ist, dass Sie sich aufgewärmt fühlen, bevor Sie beginnen. Ich rate Ihnen, alle Dehnübungen zu machen, die ich hier empfehle. Marschieren Sie am Ende des Trainings noch einmal etwa eine Minute, damit sich die Herzfrequenz wieder auf den Vortrainingswert senkt, und führen Sie die Dehnübungen erneut durch. Dies trägt zur Vorbeugung von Verletzungen und zur Regeneration der Muskeln nach dem Training bei.

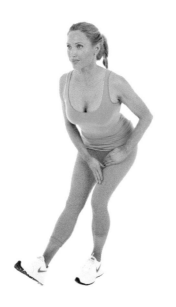

## Stretching der rückseitigen Oberschenkelmuskulatur

Stellen Sie sich aufrecht hin, beugen Sie ein Bein und strecken Sie das andere gerade nach vorn, sodass die Ferse auf dem Boden steht und die Zehen nach oben zeigen. Legen Sie beide Hände auf das gebeugte Bein und strecken Sie den Po nach hinten, um an der Rückseite des geraden Beins eine Dehnung zu spüren. Halten Sie die Dehnung bei jedem Bein 20 Sekunden lang.

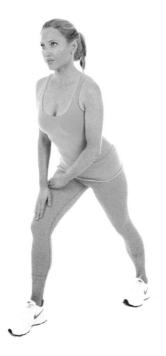

## Stretching der Wade

Machen Sie mit einem Bein einen Schritt nach hinten. Die Ferse des hinteren Beins steht auf dem Boden und beide Füße zeigen nach vorn. Legen Sie die Hände auf das gebeugte Bein. Halten Sie die Dehnung bei jedem Bein 10 Sekunden lang.

## Stretching des Oberschenkels

Stellen Sie sich aufrecht hin. Beugen Sie ein Bein nach hinten und halten Sie den Fuß des gebeugten Beins sanft fest. Der Oberschenkel bleibt dabei nah am Standbein. Schieben Sie die Hüfte nach vorn, um eine Dehnung an der Oberschenkelvorderseite zu spüren. Beugen Sie das Knie des Standbeins leicht. Halten Sie die Dehnung bei jedem Bein 10 Sekunden lang.

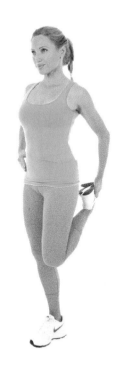

## Stretching der Brust

Stellen Sie sich aufrecht hin. Umfassen Sie hinter dem Rücken die Hände und ziehen Sie die Schultern nach oben und hinten, um eine Dehnung in der Brust zu spüren. Halten Sie die Dehnung 10 Sekunden lang.

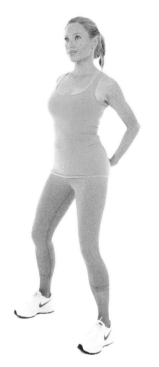

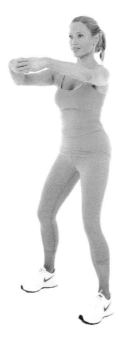

### Stretching des Rückens

Stellen Sie sich aufrecht hin. Die Knie sind leicht gebeugt und der Bauch ist eingezogen. Strecken Sie die Arme nach vorn und umfassen Sie die Hände, als würden Sie einen großen Ball an sich drücken. Spüren Sie die Dehnung im Rücken und halten Sie sie 10 Sekunden lang.

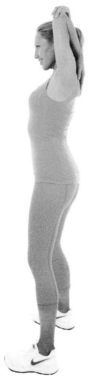

### Stretching des Trizeps

Stellen Sie sich mit starkem, festem, aufrechtem Rücken hin. Die Knie sind leicht gebeugt und der Bauch ist eingezogen. Heben Sie einen Arm und beugen Sie ihn hinter dem Kopf, sodass sich die Hand zwischen den Schulterblättern befindet. Legen Sie die andere Hand auf den Ellbogen des gebeugten Arms. Halten Sie die Dehnung 10 Sekunden lang.

# 4

# Bauch

# 4 Bauch

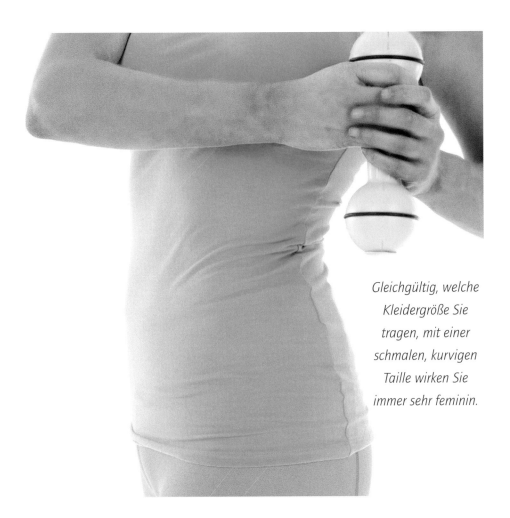

*Gleichgültig, welche Kleidergröße Sie tragen, mit einer schmalen, kurvigen Taille wirken Sie immer sehr feminin.*

Ein flacher Bauch steht bei den meisten Frauen ganz oben auf der Wunschliste! Das ist vor allem im Sommer der Fall, wenn man seinen Bauch im Schwimmbad zeigt, und entscheidet, ob man ihn mit einem Badeanzug versteckt oder ihn stolz mit einem Bikini präsentiert.

Die Bauchmuskulatur ist aber komplexer, als nur das zu haben, was man oft als **Sixpack** bezeichnet. Auch wenn sich unsere Figuren unterscheiden und sich Fett bei jedem an anderen Stellen ablagert, ist der Bauch ein Bereich, wo es für die meisten Menschen schwierig ist, Fett loszuwerden, und wo sich Fett oft als Erstes ablagert. In diesem Zusammenhang hört man oft den Ausdruck „Altersspeck", der hauptsächlich aus dem zuvor erwähnten Prozess folgt, dass unsere Muskeln langsamer arbeiten und aus Stoffwechselsicht weniger aktiv sind. Denken Sie aber daran, dass die gute Nachricht ist, dass wir diesen Prozess durch Sport umkehren können, weil die Muskeln dadurch sofort wieder aktiv werden. Dies kann helfen, das überschüssige Fett um die Körpermitte herum schmelzen und den unliebsamen Rettungsring oder das Hüftgold, das über dem Hosenbund hervorquillt, verschwinden zu lassen.

Wenn wir älter werden, ist es wichtig, darauf zu achten, dass sich unser Taillenumfang in einem gesunden Bereich bewegt, denn zu viel Gewicht um den Bauch herum kann sich auf die Gesundheit auswirken. Dieses Fett am Bauch wird als **Viszeralfett** bezeichnet und befindet sich zwischen den inneren Organen und dem Rumpf, während Fett wie das am Po als **Subkutanfett** bezeichnet wird und sich unter der Haut befindet. Intraabdominales Fett (Viszeralfett) kann stark mit Typ-2-Diabetes verbunden sein. Dies sollte also ein noch stärkerer Anreiz als gutes Aussehen im Bikini sein, den Taillenumfang in einem gesunden Bereich zu halten. Ein Gesundheitsrisiko besteht ab einem Umfang von 80 cm, ein noch höheres Risiko ab 88 cm.

Aber, keine Panik, wenn Sie Ihren Umfang jetzt messen und feststellen, dass er oberhalb dieses Bereichs liegt. Dieses Buch hilft Ihnen dabei, leicht wieder in den gesunden Bereich zu kommen. In den nächsten 21 Tagen werden Sie sehen können, wie die Zentimeter schwinden.

Wenn Sie Bauchfett verlieren müssen, beachten Sie bitte, dass es wichtig ist, nicht nur das Cardio-Training zu machen, das ich empfehle, sondern auch gesund zu essen, denn schlechtes Fett lagert sich direkt an den Bauchmuskeln ab.

Die Bauchmuskeln bestehen in erster Linie aus drei Gruppen. Die tiefste Bauchmuskulatur wird als **M. transversus abdominis** bezeichnet. Sie ist wie ein Korsett, das horizontal um den Rumpf gewickelt ist. Dieser Muskel unterstützt Haltung und Gleichgewicht sowie den Rücken und trägt zur Formung der Taille bei. Darüber liegen der **M. obliquus internus abdominis** und der **M. obliquus externus abdominis.** Sie schaffen eine schöne, schmale, kurvige Taille und helfen Ihnen, zu rotieren und sich von einer Seite zur anderen zu drehen. Der am weitesten außen gelegene Muskel ist der **M. rectus abdominis.** Er verläuft vertikal vorn am Rumpf und erlaubt es Ihnen, sich nach vorn und hinten zu beugen. Er wird oft als **Sixpack** bezeichnet, ist aber eigentlich nur ein langer Muskel mit einer winzigen Lücke in der Mitte, wodurch sich die Muskeln in der Schwangerschaft trennen können und das Baby wachsen kann.

Daher ist es für Frauen, die Kinder haben, besonders wichtig, die Muskeln zu verstehen und alle drei Muskelgruppen zu trainieren, nicht nur die oberste, denn wir müssen die tiefen Muskeln stärken und formen, damit die oberen Muskeln flach sein können.

Das Geheimnis für einen flachen Bauch (den wir alle haben können) ist Krafttraining, Cardio-Training und eine gesunde Ernährung.

## DIE VORTEILE, DIESEN BEREICH ZU TRAINIEREN

- Sie werden merken, dass der Hosenbund loser sitzt.
- Ihr Rücken wird stärker.
- Sie werden eine bessere Haltung bekommen.
- Rettungsringe und Hüftgold werden verschwinden.
- Ihre Gesundheit und Fitness werden sich verbessern.
- Für die Sommerferien werden Sie einen Bikini einpacken.

Für das Cardio-Training empfehle ich folgende Workouts: Sie können entweder den 16-Minuten-Fettkiller-Power-Walk (Seite 153) oder den 15-Minuten-HIIT-Lauf (Seite 155) machen. Beide tragen dazu bei, überschüssiges Fett am Bauch verschwinden zu lassen und den Rettungsring loszuwerden.

## 10 KRÄFTIGUNGSÜBUNGEN FÜR DEN BAUCH

Für jede Übung ist eine Anzahl von Wiederholungen (das heißt, wie oft Sie diese Übung durchführen sollten) sowie eine Anzahl von Durchgängen angegeben. Da Sie jede Woche fitter werden, können Sie das Training anpassen. Machen Sie in der ersten Woche zum Beispiel die für Anfänger empfohlene Anzahl, in der nächsten Woche die für Fortgeschrittene und in der letzten Woche die für Erfahrene.

Neben der Bezeichnung einer jeden Übung stehen außerdem Sterne, die Ihnen anzeigen, wie schwer diese Übung ist:

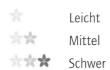

       Leicht

       Mittel

       Schwer

## Halber Stern

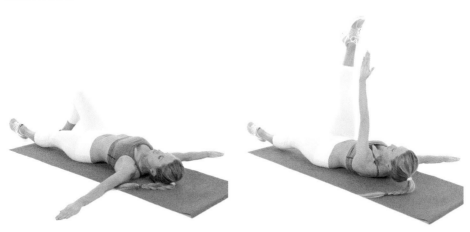

**Schritt 1:** Legen Sie sich rücklings auf die Matte und strecken Sie beide Arme zur Seite, sodass Sie eine Linie mit den Schultern bilden. Strecken Sie ein Bein und beugen Sie das andere, sodass der Fuß flach auf dem Boden steht.

**Schritt 2:** Heben Sie das gebeugte Bein, bis es gerade nach oben zeigt, und strecken Sie es komplett. Führen Sie nun die gegenüberliegende Hand nach oben in Richtung Fuß. Halten Sie diese Position kurz und bringen Sie die Hand anschließend in die Ausgangsposition, während das Bein weiterhin nach oben gestreckt bleibt. Während dieser Übung ist es wichtig, die Bauchmuskulatur anzuspannen und das gestreckte Bein so ruhig wie möglich zu halten.

| | |
|---|---|
| Anfängerin: | 10-12 Wiederholungen, 2 Durchgänge |
| Fortgeschrittene: | 18-20 Wiederholungen, 3 Durchgänge |
| Erfahrene: | 20-24 Wiederholungen, 4 Durchgänge |

## Klasse Kurven ✴︎★★

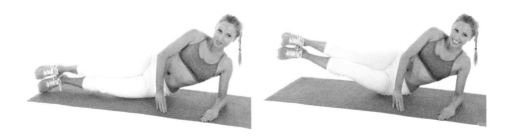

**Schritt 1**: Legen Sie sich auf die Seite und stützen Sie sich auf den Unterarm dieser Seite. Der obere Arm ist vor dem Körper und die Finger berühren den Boden leicht. (Belasten Sie die Finger nicht zu stark, denn sonst machen die Arme die Arbeit und nicht die Bauchmuskeln.) Die Beine sind geschlossen und die Knie leicht gebeugt.

**Schritt 2**: Spannen Sie die Bauchmuskulatur komplett an und versuchen Sie, die Beine vom Boden zu heben. Das Anheben soll aus der Taille heraus geschehen. Halten Sie die Position und bringen Sie die Beine anschließend langsam in die Ausgangsposition. Machen Sie einen Durchgang auf einer Seite und wechseln Sie dann zur anderen Seite.

| | |
|---|---|
| Anfängerin: | 6-8 Wiederholungen, 2 Durchgänge |
| Fortgeschrittene: | 12-14 Wiederholungen, 3 Durchgänge |
| Erfahrene: | 16-20 Wiederholungen, 4 Durchgänge |

## Tolle Taille ✿✿

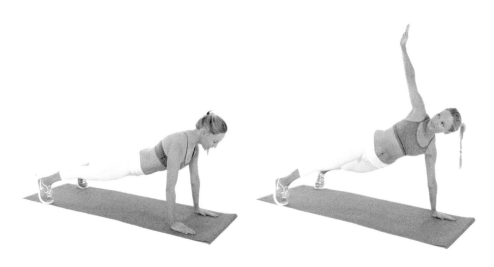

**Schritt 1**: Stützen Sie sich in einer komplett gestreckten Liegestützposition mit Händen und Füßen auf die Matte und spannen Sie die Bauchmuskeln an.

**Schritt 2**: Strecken Sie nun langsam einen Arm seitlich nach oben, sodass die Finger zur Decke zeigen. Halten Sie diese Position kurz und kehren Sie dann in die Ausgangsposition zurück. Wechseln Sie anschließend die Seite.

| | |
|---|---|
| Anfängerin: | 10-12 Wiederholungen, 2 Durchgänge |
| Fortgeschrittene: | 16-18 Wiederholungen, 3 Durchgänge |
| Erfahrene: | 20-26 Wiederholungen, 4 Durchgänge |

## Bauchmuskelkräftigung im Knien

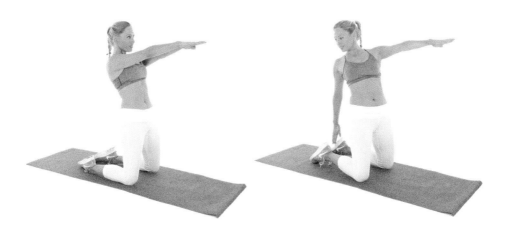

**Schritt 1**: Knien Sie sich auf die Matte, spannen Sie die Bauchmuskeln an und lehnen Sie sich leicht nach hinten. Strecken Sie beide Arme nach vorn.

**Schritt 2**: Spannen Sie die Bauchmuskeln weiter an und führen Sie eine Hand nach hinten, bis Sie Ihre Ferse berühren. Halten Sie diese Position kurz und kehren Sie anschließend in die Ausgangsposition zurück. Wiederholen Sie die Übung dann auf der anderen Seite.

| | |
|---|---|
| Anfängerin: | 8-10 Wiederholungen, 2 Durchgänge |
| Fortgeschrittene: | 16-18 Wiederholungen, 3 Durchgänge |
| Erfahrene: | 20-24 Wiederholungen, 4 Durchgänge |

## Crunch mit dem Gesicht nach unten

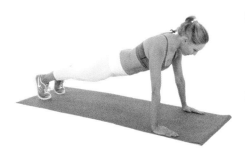

**Schritt 1**: Gehen Sie in eine gestreckte Liegestützposition und spannen Sie die Bauchmuskeln an.

**Schritt 2**: Führen Sie ein Knie langsam und kontrolliert zur gegenüberliegenden Hüfte. Die Schultern bleiben dabei in einer Linie über den Handgelenken. Halten Sie diese Position und bringen Sie dann das Bein zurück in die Ausgangsposition. Wiederholen Sie die Übung mit dem anderen Bein.

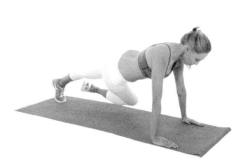

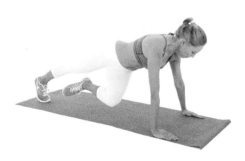

| Anfängerin: | 14-18 Wiederholungen, 2 Durchgänge |
| Fortgeschrittene: | 18-20 Wiederholungen, 3 Durchgänge |
| Erfahrene: | 30 Wiederholungen, 4 Durchgänge |

## Bauchmuskel-Runderneuerung ✳✿

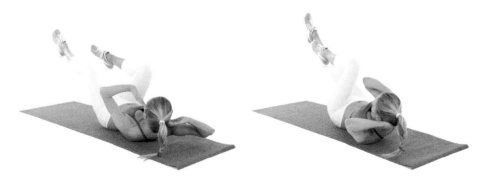

**Schritt 1**: Legen Sie sich rücklings auf die Matte. Ihre Fingerspitzen berühren den Kopf an der Seite, ein Bein ist gebeugt und das andere gestreckt. Heben Sie beide Beine vom Boden und spannen Sie die Bauchmuskulatur an.

**Schritt 2**: Führen Sie den Ellbogen zum gegenüberliegenden Knie. Halten Sie diese Position kurz und wechseln Sie dann die Seite, indem Sie das jeweils andere Bein beugen bzw. strecken. Versuchen Sie, den anderen Ellbogen zum gebeugten Knie zu führen. Rotieren Sie weiter von einer Seite zur anderen.

| | |
|---|---|
| Anfängerin: | 12-14 Wiederholungen, 2 Durchgänge |
| Fortgeschrittene: | 18-20 Wiederholungen, 3 Durchgänge |
| Erfahrene: | 30 Wiederholungen, 4 Durchgänge |

## Klassisches Oberkörperanheben

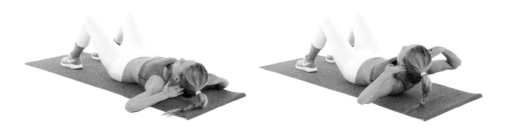

**Schritt 1**: Legen Sie sich rücklings auf die Matte. Die Knie sind gebeugt und der Bauch ist eingezogen. Beugen Sie die Arme, sodass die Fingerspitzen die Ohren berühren.

**Schritt 2**: Spannen Sie die Bauchmuskeln an und heben Sie Kopf und Schultern einige Zentimeter vom Boden. Halten Sie diese Position kurz und senken Sie den Oberkörper dann langsam wieder nach unten. Wiederholen Sie die Übung.

| | |
|---|---|
| Anfängerin: | 10-12 Wiederholungen, 2 Durchgänge |
| Fortgeschrittene: | 18-22 Wiederholungen, 3 Durchgänge |
| Erfahrene: | 30 Wiederholungen, 4 Durchgänge |

## Oberkörperanheben für die Bikinifigur ✿✿✿

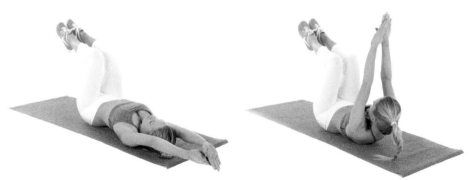

**Schritt 1**: Legen Sie sich auf den Rücken. Die Knie sind gebeugt und die Füße in der Luft. Versuchen Sie, die Füße auf Höhe der Knie und die Knie über der 90° gebeugten Hüfte zu halten. Strecken Sie beide Arme mit den Handflächen nach oben neben dem Kopf auf dem Boden.

**Schritt 2**: Heben Sie nun langsam Kopf und Schultern an. Lassen Sie die Arme gestreckt und versuchen Sie, sie in eine Linie mit den Schultern zu bringen (der Bauch bleibt dabei stets eingezogen). Halten Sie diese Position kurz und kehren Sie anschließend langsam in die Ausgangsposition zurück.

| | |
|---|---|
| Anfängerin: | 6-8 Wiederholungen, 2 Durchgänge |
| Fortgeschrittene: | 12-14 Wiederholungen, 3 Durchgänge |
| Erfahrene: | 25 Wiederholungen, 4 Durchgänge |

## Klettern für die Bauchmuskeln

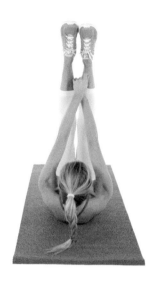

**Schritt 1**: Legen Sie sich auf den Rücken und strecken Sie die Beine nach oben, sodass sie in einer Linie über der Hüfte sind.

**Schritt 2**: Stellen Sie sich vor, um Ihre Füße wäre ein Seil gewickelt, das von ihnen herunterhängt. Heben Sie nun Kopf und Schultern vom Boden, strecken Sie die Arme nach oben und stellen Sie sich vor, Sie würden sich am Seil festhalten und nach oben hangeln. Versuchen Sie, so nah wie möglich an Ihre Füße zu gelangen. Dabei bleiben Kopf und Schultern angehoben.

| | |
|---|---|
| Anfängerin: | 20 Wiederholungen, 2 Durchgänge |
| Fortgeschrittene: | 30 Wiederholungen, 3 Durchgänge |
| Erfahrene: | 40 Wiederholungen, 4 Durchgänge |

## Drehung für eine schmale Taille  ✖

**Schritt 1:** Legen Sie sich auf den Rücken und strecken Sie die Beine gerade nach oben, sodass sich die Füße über der Hüfte befinden. Die Arme sind zur Seite gestreckt und bilden eine Linie mit den Schultern. Die Handflächen zeigen nach oben. Wenn Ihr Rücken empfindlich ist, können Sie die Hände auch unter den Po legen.

**Schritt 2:** Spannen Sie die Bauchmuskulatur an und senken Sie die Beine langsam einige Zentimeter zu einer Seite. Die Füße bleiben dabei auf Höhe der Hüfte. Halten Sie diese Position kurz, bringen Sie die Beine dann wieder zurück zur Mitte und senken Sie sie ein paar Zentimeter zur anderen Seite. Es ist wichtig, dass Sie die Bauchmuskeln die ganze Zeit anspannen.

Um die Übung zu vereinfachen, können Sie die Beine auch beugen.

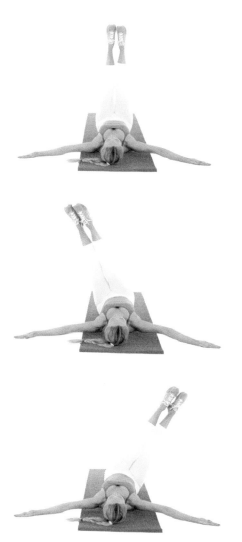

| | |
|---|---|
| Anfängerin: | 6-8 Wiederholungen, 2 Durchgänge |
| Fortgeschrittene: | 12-14 Wiederholungen, 3 Durchgänge |
| Erfahrene: | 16-20 Wiederholungen, 4 Durchgänge |

# HÄUFIG GESTELLTE FRAGEN: BAUCH

**Frage**: Wenn ich Situps mache, tut mein Nacken oft weh. Gibt es eine Alternative?

**Antwort**: Natürlich kann man die Bauchmuskulatur auch trainieren, ohne Situps zu machen. Spannen Sie einfach die Bauchmuskeln mehrmals am Tag 10 Sekunden lang an. Andere Übungen in diesem Abschnitt, die die Bauchmuskeln kräftigen, sind:

- Klasse Kurven
- Tolle Taille
- Bauchmuskelkräftigung im Knien
- Crunch mit dem Gesicht nach unten
- Drehung für eine schmale Taille

Wenn Sie diese Übungen machen, steigern Sie die Ausdauer und Kraft Ihrer Bauchmuskulatur. Sie sollten dann schnell in der Lage sein, jede Bauchmuskelübung durchzuführen, ohne dass Ihr Nacken dabei wehtut.

Bei Übungen für die Bauchmuskulatur sollten Sie immer vermeiden, am Kopf zu ziehen, um den Nacken nicht zu überanstrengen.

**Frage**: Stärken Übungen für die Bauchmuskulatur auch meinen Rücken?

**Antwort**: Ja, und das ist der Hauptgrund, warum wir alle sie machen sollten, nicht nur, um unseren flachen Bauch im Bikini zu zeigen. Starke Bauchmuskeln helfen, den Rücken zu schonen, und sorgen für eine gute Haltung. Je stärker Ihre Bauchmuskulatur ist, desto gesünder ist Ihr Rücken.

**Frage**: Ich habe eine typische Apfelfigur und meine Taille ist nicht sehr definiert. Gibt es eine spezielle Übung, die ich machen kann, um eine kurvigere Taille zu bekommen?

**Antwort**: Um eine schmalere Taille zu bekommen, sollten Sie sich auf Übungen konzentrieren, die eine leichte Rotation beinhalten. Diese Übungen beanspruchen die schräge Bauchmuskulatur, die kreuz und quer um die Taille herum verläuft. Je kräftiger diese Muskeln werden, desto schmaler wird Ihre Taille. Die

Übungen in diesem Bereich, die Ihnen sehr dabei helfen werden, sind die „Tolle Taille", „Bauchmuskel-Runderneuerung" und die „Drehung für eine schmale Taille".

## MESSEN SIE IHREN FORTSCHRITT

### Bauchfitness

Wenn die Bauchmuskulatur stärker wird, werden Sie feststellen, dass Sie jede Woche mehr Wiederholungen von jeder Übung durchführen können. Um die anfängliche Fitness Ihrer Bauchmuskeln zu bestimmen, machen Sie die Übung „Klassisches Oberkörperanheben" und zählen Sie, wie oft Sie sie bei richtiger

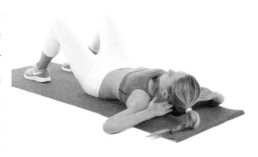

Ausführung in 30 Sekunden schaffen. Schreiben Sie sich die Zahl auf und wiederholen Sie den Test alle zwei Wochen.

### Bauchmaße

In diesem Bereich werden Sie dramatische Veränderungen sehen, vor allem, wenn Sie sich auch gesund ernähren und Cardio-Training machen. Messen Sie mit einem Maßband den Umfang um den schmalsten Teil Ihrer Taille herum. Ziehen Sie dabei nicht den Bauch ein, sondern entspannen Sie ihn. Notieren Sie sich das Maß und messen Sie den Taillenumfang alle zwei Wochen.

# SCHÖNHEITSTIPP FÜR DEN BAUCH

Der Bauch ist ein Bereich, wo Dehnungsstreifen auftauchen können. Die folgende Do-it-yourself-Behandlung für weiche Haut schwächt Dehnungsstreifen ab.

**Zutaten:**

1 Esslöffel gemahlener Kaffee

1 Teelöffel Honig

1 Esslöffel Vitamin-E-Öl

Mischen Sie die Zutaten zu einer Paste und tragen Sie sie auf den Bauch auf. Massieren Sie sie sanft ein, wickeln Sie anschließend Frischhaltefolie um den Bauch und lassen Sie die Paste 15-20 Minuten lang einwirken. Spülen Sie sie dann gut ab.

5

Po

# 5 Po

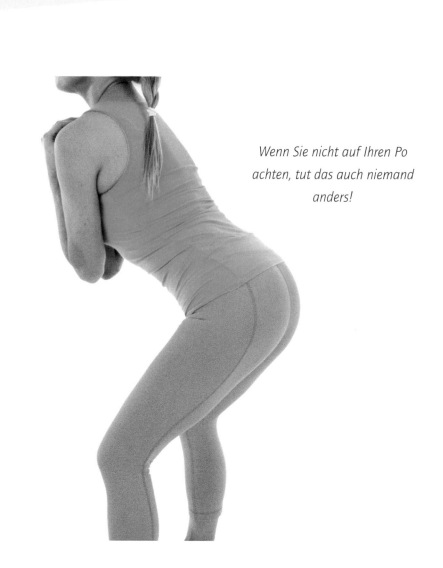

*Wenn Sie nicht auf Ihren Po achten, tut das auch niemand anders!*

Ob Sie ihn als **Hintern, Gesäß** oder **Po** bezeichnen: Es handelt sich in jedem Fall um eine Muskelgruppe, bei der es sich auszahlt, wenn sie sehr trainiert ist. Hier befinden sich einige der größten Muskeln des Körpers. Wenn man diesen Bereich kräftigt, verbrennt der Körper also mehr Kalorien.

Ein schön geformter Po verleiht Ihnen eine tolle kurvige Silhouette, und die Gesäßmuskeln zu trainieren ist leicht, wenn man weiß, wie man sie straffen, formen und definieren kann.

Das Gesäß besteht hauptsächlich aus drei Muskeln. Viele Workouts konzentrieren sich nur darauf, den größten dieser drei Muskeln zu trainieren, den **M. glutaeus maximus.** Die anderen beiden, die als **M. glutaeus minimus** und **M. glutaeus medius** bezeichnet werden, müssen aber auch gekräftigt werden. Sie müssen diesen Bereich also aus drei Winkeln anvisieren. Das kann Ihren Po von einem flachen Pfirsich in einen perfekten, runden Pfirsich verwandeln.

Heutzutage ist die Gesäßmuskulatur ein Körperteil, auf dem wir einfach nur viel sitzen, anstatt ihn zu beanspruchen – entweder weil wir Überstunden im Büro machen und dort am Schreibtisch sitzen müssen, weil wir mit dem Auto im Stau stehen oder weil wir es uns auf dem Sofa gemütlich machen. Noch ein Grund mehr, zu beschließen, keinen „Stuhlpo" mehr haben zu wollen und ihn in einen „perfekten Po" zu verwandeln.

Wir beanspruchen den Hauptgesäßmuskel, den M. glutaeus maximus, bei alltäglichen Bewegungen, z. B. wenn wir gehen, Treppen nach oben und unten steigen oder aus dem Sitzen aufstehen. Nur selten tun wir aber all das, was wir tun müssten, in unseren Alltagsbewegungen. Dies schließt nämlich Bewegungen zur Seite und Rotationen aus der Hüfte mit ein.

Die Übungen in diesem Abschnitt werden dagegen ankämpfen, und es gibt auch ein tolles Cardio-Training, das ich als Ergänzung zu den Kräftigungsübungen empfehle: das 10-Stufen-zur-perfekten-Figur-Workout. Sie finden die vollständige Beschreibung des Workouts auf Seite 157.

## DIE VORTEILE, DIESEN BEREICH ZU TRAINIEREN

○ Sie werden merken, dass Ihr Po knackiger wird.

○ Ihre Haltung wird sich verbessern, denn ein stärkeres Gesäß unterstützt die richtige Wirbelsäulenausrichtung.

○ Die Kalorienmenge, die Ihr Körper pro Stunde verbrennt, wird sich erhöhen.

○ Sie werden sich in Röhrenjeans supersexy fühlen.

○ Sie werden Cellulite reduzieren.

○ Ihr Po wird sich fester anfühlen.

# 10 KRÄFTIGUNGSÜBUNGEN FÜR DEN PO

Für jede Übung ist eine Anzahl von Wiederholungen (das heißt, wie oft Sie diese Übung durchführen sollten) sowie eine Anzahl von Durchgängen angegeben. Da Sie jede Woche fitter werden, können Sie das Training anpassen. Machen Sie in der ersten Woche zum Beispiel die für Anfänger empfohlene Anzahl, in der nächsten Woche die für Fortgeschrittene und in der letzten Woche die für Erfahrene.

Neben der Bezeichnung einer jeden Übung stehen außerdem Sterne, die Ihnen anzeigen, wie schwer diese Übung ist:

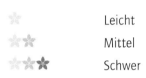

| | |
|---|---|
| ★ | Leicht |
| ★★ | Mittel |
| ★★★ | Schwer |

## Perfekter Pfirsich

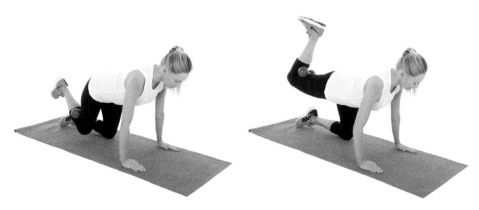

**Schritt 1**: Nehmen Sie entweder eine kleine Hantel oder eine Wasserflasche und gehen Sie auf der Matte in den Vierfüßlerstand. Legen Sie das Gewicht in die Kniekehle und heben Sie den Unterschenkel leicht an, damit es nicht wegrutscht.

**Schritt 2**: Spannen Sie die Bauchmuskulatur an und ziehen Sie den Bauchnabel in Richtung Wirbelsäule. Heben Sie nun das Bein mit dem Gewicht auf Hüfthöhe. Spannen Sie dabei den Po an. Halten Sie diese Position kurz und senken Sie das Bein anschließend langsam in die Ausgangsposition. Machen Sie die angegebene Anzahl an Wiederholungen auf dieser Seite, bevor Sie das Bein wechseln.

| | |
|---|---|
| Anfängerin: | 12-14 Wiederholungen, 2 Durchgänge |
| Fortgeschrittene: | 20-24 Wiederholungen, 3 Durchgänge |
| Erfahrene: | 30 Wiederholungen, 4 Durchgänge |

## Postraffung mit gestrecktem Bein

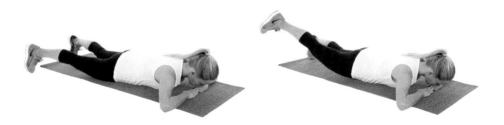

**Schritt 1**: Legen Sie sich bäuchlings auf die Matte und beugen Sie die Arme vor dem Körper. Lassen Sie ein Bein gerade, sodass es eine Linie mit der Hüfte bildet, und spreizen Sie das andere in einem 45°-Winkel seitlich ab.

**Schritt 2**: Beanspruchen Sie nur das Bein, das seitlich abgespreizt ist. Spannen Sie die Bauchmuskeln an, heben Sie das Bein vom Boden und halten Sie diese Position. Senken Sie das Bein langsam in die Ausgangsposition. Machen Sie die angegebene Anzahl an Wiederholungen mit diesem Bein und wechseln Sie dann die Seite.

| | |
|---|---|
| Anfängerin: | 15 Wiederholungen, 2 Durchgänge |
| Fortgeschrittene: | 20 Wiederholungen, 3 Durchgänge |
| Erfahrene: | 30 Wiederholungen, 4 Durchgänge |

## Designerpo ✳✳

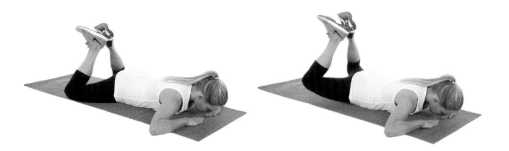

**Schritt 1**: Legen Sie sich bäuchlings auf die Matte. Die Arme sind gebeugt, die Hände sind fest auf dem Boden und der Blick ist nach unten gerichtet. Beugen Sie die Knie und führen Sie die Fersen zusammen. Zehen und Knie zeigen dabei nach außen. Die Füße sollten gebeugt sein, sodass die Zehen nach vorne gerichtet sind.

**Schritt 2**: Spannen Sie die Bauch- und Gesäßmuskulatur an und heben Sie beide Oberschenkel vom Boden ab. Halten Sie diese Position kurz und senken Sie die Beine dann langsam wieder in die Ausgangsposition.

| | |
|---|---|
| Anfängerin: | 10-12 Wiederholungen, 2 Durchgänge |
| Fortgeschrittene: | 18-20 Wiederholungen, 3 Durchgänge |
| Erfahrene: | 20-24 Wiederholungen, 4 Durchgänge |

Fit für die Röhrenjeans ✿✿

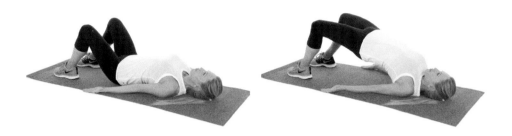

**Schritt 1**: Legen Sie sich rücklings auf die Matte. Die Knie sind gebeugt, die Arme liegen neben dem Körper und die Handflächen zeigen nach oben.

**Schritt 2**: Drücken Sie nun die Hüfte so weit nach oben, wie Sie können, indem Sie den Po anspannen. Versuchen Sie, nicht mit den Händen zu drücken (daher empfehle ich, die Handflächen nach oben zeigen zu lassen), damit die ganze Arbeit von der Gesäßmuskulatur verrichtet wird. Halten Sie diese Position und kehren Sie dann langsam in die Ausgangsposition zurück.

| Anfängerin: | 12-16 Wiederholungen, 2 Durchgänge |
|---|---|
| Fortgeschrittene: | 20-24 Wiederholungen, 3 Durchgänge |
| Erfahrene: | 26-30 Wiederholungen, 4 Durchgänge |

## Pofomer im Liegen 🌸❀

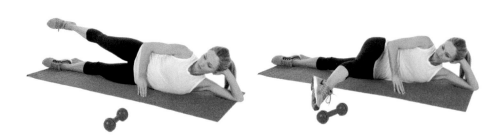

**Schritt 1**: Legen Sie sich auf die Seite und platzieren Sie eine Hantel oder eine Wasserflasche etwa 25 cm von der Hüfte entfernt vor sich. Stützen Sie den Kopf auf den gebeugten unteren Arm. Beugen Sie auch den oberen Arm und stützen Sie sich damit vor Ihrem Körper leicht ab.

**Schritt 2**: Heben Sie das obere Bein leicht an und spannen Sie die Bauchmuskulatur an. Führen Sie den Fuß nun langsam zur Hantel. Halten Sie diese Position und kehren Sie dann langsam in die Ausgangsposition zurück. Machen Sie die angegebene Anzahl an Wiederholungen mit einem Bein und wechseln Sie anschließend die Seite.

| | |
|---|---|
| Anfängerin: | 12-14 Wiederholungen, 2 Durchgänge |
| Fortgeschrittene: | 18-20 Wiederholungen, 3 Durchgänge |
| Erfahrene: | 26-30 Wiederholungen, 4 Durchgänge |

## Kniebeuge ✤✿

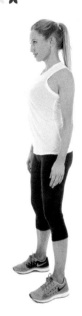 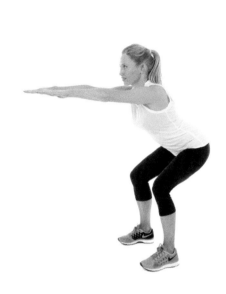

**Schritt 1**: Stellen Sie sich aufrecht hin. Die Füße sind etwa hüftbreit auseinander.

**Schritt 2**: Beugen Sie nun langsam die Knie und strecken Sie dabei den Po so weit wie möglich nach hinten, als wollten Sie sich auf einen Stuhl setzen. Strecken Sie gleichzeitig die Arme auf Schulterhöhe gerade nach vorn. Schieben Sie dabei die Knie nicht über die Zehenspitzen hinaus nach vorn. Drücken Sie sich langsam wieder hoch in die Ausgangsposition.

| | |
|---|---|
| Anfängerin: | 12-14 Wiederholungen, 2 Durchgänge |
| Fortgeschrittene: | 20-26 Wiederholungen, 3 Durchgänge |
| Erfahrene: | 30 Wiederholungen, 4 Durchgänge |

## Kniebeuge mit Schritt nach hinten ✦✸✦

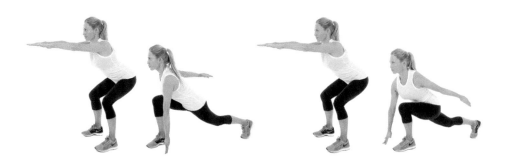

**Schritt 1**: Sie starten am tiefsten Punkt einer Kniebeuge. Der Po ist nach hinten geschoben und die Arme sind nach vorn gestreckt. Machen Sie nun einen Schritt nach hinten. Führen Sie gleichzeitig den Arm auf derselben Seite nach unten, sodass die Fingerspitzen den Boden berühren. Halten Sie diese Position.

**Schritt 2**: Drücken Sie sich nun wieder hoch in die Ausgangsposition, den tiefsten Punkt einer Kniebeuge. Machen Sie nun mit dem anderen Bein einen Schritt nach hinten und berühren Sie mit der anderen Hand den Boden. Kehren Sie dann in die Ausgangsposition zurück. Wechseln Sie immer wieder die Seite, bis Sie die angegebene Anzahl an Wiederholungen erreicht haben.

| | |
|---|---|
| Anfängerin: | 6-8 Wiederholungen, 2 Durchgänge |
| Fortgeschrittene: | 10-12 Wiederholungen, 3 Durchgänge |
| Erfahrene: | 16-20 Wiederholungen, 4 Durchgänge |

## Knackpodrop ✿✿✿

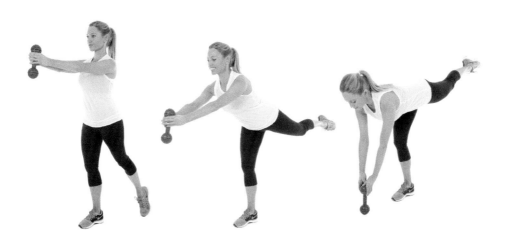

**Schritt 1**: Gehen Sie in Schrittstellung. Ein Fuß steht hinter dem anderen. Nehmen Sie eine Hantel oder eine Wasserflasche und strecken Sie die Arme gerade nach vorn.

**Schritt 2**: Spannen Sie die Bauchmuskulatur an, heben Sie das hintere Bein an, strecken Sie es nach hinten und führen Sie das Gewicht langsam zum Boden. Halten Sie diese Position kurz und kehren Sie langsam in die vollkommen gestreckte Ausgangsposition zurück.

| | |
|---|---|
| Anfängerin: | 6-8 Wiederholungen, 2 Durchgänge |
| Fortgeschrittene: | 10-12 Wiederholungen, 3 Durchgänge |
| Erfahrene: | 16 Wiederholungen, 4 Durchgänge |

Ballerinapo

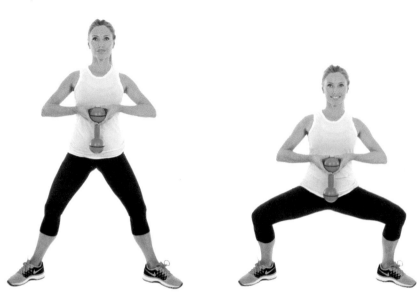

**Schritt 1**: Stellen Sie die Füße weit auseinander. Die Zehen zeigen im 45°-Winkel nach außen. Der Oberkörper ist ganz gerade. In den Händen halten Sie eine Hantel oder eine Wasserflasche. Die Ellbogen sind gebeugt und zeigen nach außen und das Gewicht befindet sich mitten vor Ihrem Körper.

**Schritt 2**: Beugen Sie die Knie nach außen und versuchen Sie, die Hüfte auf Kniehöhe zu bringen. Schieben Sie die Knie nicht über die Zehenspitzen hinaus nach vorn. Halten Sie diese Position und drücken Sie sich dann langsam wieder nach oben. Halten Sie den Oberkörper während dieser Übung jederzeit ganz gerade.

| | |
|---|---|
| Anfängerin: | 12-14 Wiederholungen, 2 Durchgänge |
| Fortgeschrittene: | 16-20 Wiederholungen, 3 Durchgänge |
| Erfahrene: | 30 Wiederholungen, 4 Durchgänge |

## Knicks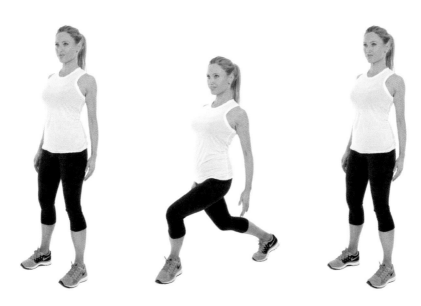

**Schritt 1**: Stellen Sie sich aufrecht hin. Die Füße sind etwa schulterbreit auseinander, die Schultern nach hinten gezogen und die Bauchmuskeln angespannt.

**Schritt 2**: Machen Sie mit einem Bein einen Schritt nach hinten, als würden Sie knicksen, sodass der vordere und hintere Fuß in einer Linie stehen. Halten Sie den Oberkörper weiterhin aufrecht und senken Sie den Körper durch Beugen der Knie. Schieben Sie dabei das vordere Knie nicht über die Zehenspitzen hinaus nach vorn. Halten Sie diese Position und drücken Sie sich dann wieder nach oben in die Ausgangsposition. Knicksen Sie anschließend mit dem anderen Bein und wechseln Sie immer wieder die Seite, bis Sie die angegebene Anzahl an Wiederholungen erreicht haben.

| | |
|---|---|
| Anfängerin: | 8-10 Wiederholungen, 2 Durchgänge |
| Fortgeschrittene: | 16-18 Wiederholungen, 3 Durchgänge |
| Erfahrene: | 30 Wiederholungen, 4 Durchgänge |

# HÄUFIG GESTELLTE FRAGEN: PO

**Frage**: Kann man den Po straffen und ihm eine schönere Form verleihen?

**Antwort**: Ja, wenn wir gezielt die drei Muskeln trainieren, können wir den Po straffen und formen. In diesem Buch werden alle drei Muskeln behandelt, sodass Sie einen perfekt gerundeten Po bekommen können.

**Frage**: Ich arbeite sehr viel und sitze manchmal acht Stunden pro Tag am Schreibtisch. Ich habe gemerkt, dass mein Po breiter geworden ist. Was kann ich dagegen tun?

**Antwort**: Der Bürohintern ist aus zwei Gründen ein richtiges Problem:

1) Wenn wir lange sitzen, reduziert der Körper die Kalorienmenge, die er verbrennt. Wenn wir also lange am Schreibtisch sitzen, verlangsamt sich unser Stoffwechsel. Mein Tipp, wodurch man das schnell verhindern kann, ist, alle 20 Minuten kurz aufzustehen, auch wenn man nur ein Glas Wasser holt. Dadurch verbrennt der Körper schneller Kalorien.

2) Langes Sitzen kann dazu führen, dass wir weniger Energie haben und uns daher noch weniger bewegen. Machen Sie es sich also zur Gewohnheit, in der Mittagspause nach draußen zu gehen und ein kurzes Power-Walking zu machen. So beanspruchen und trainieren Sie Ihre Gesäßmuskulatur kurz.

# MESSEN SIE IHREN FORTSCHRITT

## Pofitness

Es ist gut, zu messen und zu sehen, wie sehr sich die Kraft und Ausdauer der Gesäßmuskulatur im Laufe der Zeit verbessert.

Ich empfehle Ihnen, wie hier gezeigt, eine Kniebeuge zu machen und zu stoppen, wie viele Sekunden Sie sie bei richtiger Ausführung halten können. Es ist sehr wichtig, dass Sie dabei die Knie nicht über die Zehenspitzen hinaus nach vorn schieben, sondern stattdessen den Po nach hinten schieben.

Machen Sie diesen Test nur, wenn Sie sich richtig aufgewärmt haben. Weil er anstrengend ist, sollten Sie eine Stoppuhr bereithalten und sich aufschreiben, wie lange Sie die Position halten konnten. Wiederholen Sie den Test alle zwei Wochen.

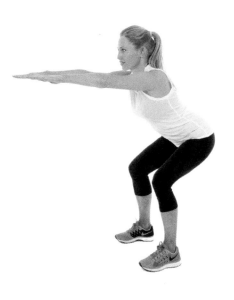

### Pomaße

Legen Sie ein Maßband um den breitesten Teil Ihres Gesäßes oder messen Sie alternativ auf Höhe des Schambeins. Wie Sie es auch tun, messen Sie alle zwei Wochen an derselben Stelle.

Eine andere tolle Möglichkeit, wie Sie Ihren Erfolg messen können, ist, einfach Ihre engste Jeans anzuziehen. Wenn Sie merken, dass sie besser passt, sollte Sie das zum Strahlen bringen.

## SCHÖNHEITSTIPP FÜR DEN PO

Geben Sie Ihrem Po mit meinem Do-it-yourself-Peeling einmal pro Woche den letzten Schliff.

**Zutaten:**
1 Esslöffel Olivenöl
1 Teelöffel Demerara-Zucker (spezielle Sorte vom braunem Rohrzucker)

Vermischen Sie die Zutaten einfach zu einer Paste, tragen Sie sie dann auf Ihr Gesäß auf und massieren Sie sie gut ein. Spülen Sie sie anschließend ab und benutzen Sie immer eine gute Feuchtigkeitscreme.

# 6

# Beine

# 6 Beine

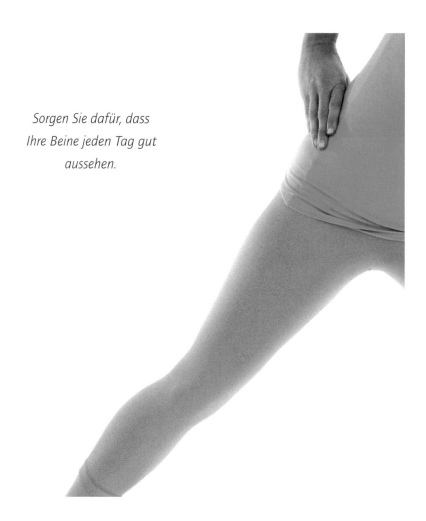

*Sorgen Sie dafür, dass Ihre Beine jeden Tag gut aussehen.*

Mit perfekten Beinen kann man einfach alles tragen, von Shorts über Röhrenjeans bis hin zum kurzen Schwarzen, das die Beine zur Schau stellt.

Ihre Beine sind auch jetzt schon weit davon entfernt, faul zu sein. Sie benutzen sie von dem Augenblick an, wenn Sie morgens aufstehen, zum Bus rennen, um zur Arbeit zu fahren, durch die Geschäfte laufen und Treppen hoch- und runtergehen. Im Alltag beanspruchen wir diese Muskeln auf natürliche Weise, aber — es gibt immer ein Aber — die Bewegungen, die wir machen, sind meist Vorwärtsbewegungen. Dadurch werden die Muskeln trainiert, die sich auf der Vorder- und Rückseite des Beins befinden — der M. quadriceps femoris an der Oberschenkelvorderseite sowie die rückseitige Oberschenkelmuskulatur —, ABER die seitlich gelegenen Muskeln, die dazu beitragen, die Beine zu straffen, zu definieren und wunderschön und sexy zu machen, werden oft vernachlässigt. Diese Muskeln werden als **Adduktoren** (Oberschenkelinnenseite) und **Abduktoren** (Oberschenkelaußenseite) bezeichnet.

Wenn man Krafttraining macht, ist es daher wichtig, verschiedene Bewegungen einzuarbeiten, die die Beine nicht nur durch Vor- und Rückwärtsbewegung beanspruchen, sondern auch durch Seitwärtsbewegung. Dadurch werden die Oberschenkelinnen- und -außenseiten gestrafft und in Form gebracht. Wenn es wärmer wird, werden Sie so das Selbstbewusstsein haben, kurze Röcke zu tragen.

Im Bereich der Beine kann sich **Cellulite** (aufgrund der Dellen manchmal auch **Orangenhaut** genannt) breitmachen. Durch gesunde Ernährung und eine Kombination von Cardio- und Krafttraining kann man die Effekte von Cellulite jedoch reduzieren. Machen Sie sich also keine Sorgen, wenn Ihnen das bekannt vorkommt, denn mit diesen Workouts ist es bald an der Zeit, sich von Dellen zu verabschieden.

## DIE VORTEILE, DIESEN BEREICH ZU TRAINIEREN

- Sie werden Cellulite mildern.
- Sie werden schlankere Oberschenkel bekommen.
- Ihre Beine werden straff und definiert aussehen.
- Sie werden Röcke tragen wollen.
- Sie werden perfekte Beine haben.
- Sie werden flexibler sein.

Als Cardio-Übung empfehle ich den 16-Minuten-Fettkiller-Power-Walk, weil dies auch Ihre Oberschenkel-, Gesäß- und Unterschenkelmuskulatur kräftigt, strafft und definiert. Die Beschreibung des Workouts finden Sie auf Seite 153.

# 10 KRÄFTIGUNGSÜBUNGEN FÜR DIE BEINE

Für jede Übung ist eine Anzahl von Wiederholungen (das heißt, wie oft Sie diese Übung durchführen sollten) sowie eine Anzahl von Durchgängen angegeben. Da Sie jede Woche fitter werden, können Sie das Training anpassen. Machen Sie in der ersten Woche zum Beispiel die für Anfänger empfohlene Anzahl, in der nächsten Woche die für Fortgeschrittene und in der letzten Woche die für Erfahrene.

Neben der Bezeichnung einer jeden Übung stehen außerdem Sterne, die Ihnen anzeigen, wie schwer diese Übung ist:

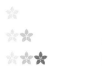

Leicht

Mittel

Schwer

## Bein hochwerfen

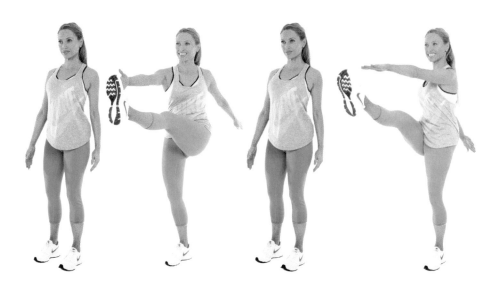

**Schritt 1**: Stellen Sie die Füße etwa hüftbreit auseinander und lassen Sie die Arme entspannt seitlich am Körper hängen. Spannen Sie die Bauchmuskulatur an.

**Schritt 2**: Werfen Sie ein Bein gerade vor dem Körper hoch. Strecken Sie den gegenüberliegenden Arm und versuchen Sie, den gestreckten Fuß zu berühren. Kehren Sie dann in die Ausgangsposition zurück. Machen Sie die Übung nun mit dem jeweils anderen Arm und Bein. Der Rücken bleibt dabei stets gerade und die Bauchmuskulatur angespannt.

| | |
|---|---|
| Anfängerin: | 12-16 Wiederholungen, 2 Durchgänge |
| Fortgeschrittene: | 20-24 Wiederholungen, 3 Durchgänge |
| Erfahrene: | 40 Wiederholungen, 4 Durchgänge |

## Liebe-deine-Beine-Ausfallschritt ❋❋

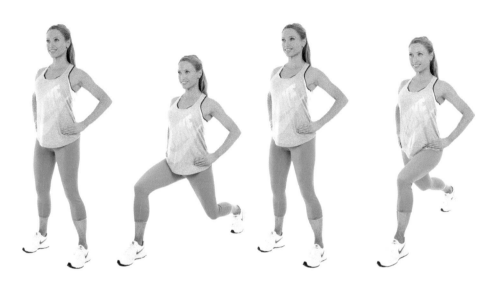

**Schritt 1**: Stellen Sie die Füße etwas weiter als schulterbreit auseinander und stützen Sie die Hände in die Hüften. Ziehen Sie die Schultern nach hinten und strecken Sie die Brust raus.

**Schritt 2**: Machen Sie nun einen Ausfallschritt. Schieben Sie das vordere Knie dabei nicht über die Zehenspitzen hinaus nach vorn. Das hintere Knie zeigt zum Boden und der Oberkörper ist gerade. Halten Sie diese Position und drücken Sie sich dann nach oben in die Ausgangsposition. Wechseln Sie bei jedem Ausfallschritt das Bein, bis Sie die angegebene Anzahl an Wiederholungen erreicht haben.

| Anfängerin: | 10-12 Wiederholungen, 2 Durchgänge |
| Fortgeschrittene: | 14-18 Wiederholungen, 3 Durchgänge |
| Erfahrene: | 30 Wiederholungen, 4 Durchgänge |

## Ausfallschritt für perfekte Beine ✿✿

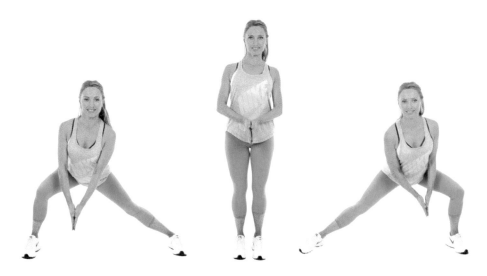

**Schritt 1**: Strecken Sie ein Bein zur Seite und beugen Sie das andere Bein. Drücken Sie die Handflächen gegeneinander. Die Finger zeigen nach unten und der Bauch ist eingezogen.

**Schritt 2**: Drücken Sie sich nun mit dem gebeugten Bein nach oben und kommen Sie in den Stand. Die Handflächen sind immer noch gegeneinandergedrückt. Machen Sie direkt einen Ausfallschritt zur anderen Seite. Wechseln Sie nach jedem Schritt die Seite, bis Sie die angegebene Anzahl an Wiederholungen erreicht haben.

| | |
|---|---|
| Anfängerin: | 12-14 Wiederholungen, 2 Durchgänge |
| Fortgeschrittene: | 20-24 Wiederholungen, 3 Durchgänge |
| Erfahrene: | 30 Wiederholungen, 4 Durchgänge |

## Ich-liebe-Schuhe-Heben ✳

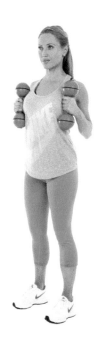 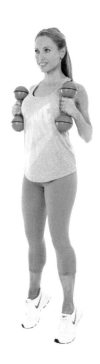

**Schritt 1**: Stellen Sie die Füße etwa hüftbreit auseinander. Halten Sie mit gebeugten Armen Hanteln seitlich am Körper und ziehen Sie den Bauch ein.

**Schritt 2**: Bleiben Sie weiterhin aufrecht und heben Sie langsam beide Fersen vom Boden, bis Sie auf den Zehenspitzen stehen. Spannen Sie dabei die Bauchmuskulatur an, weil Sie dadurch leichter das Gleichgewicht halten können und stabiler stehen. Halten Sie diese Position und senken Sie anschließend die Fersen langsam zum Boden.

| | |
|---|---|
| Anfängerin: | 14-18 Wiederholungen, 2 Durchgänge |
| Fortgeschrittene: | 20-24 Wiederholungen, 3 Durchgänge |
| Erfahrene: | 30 Wiederholungen, 4 Durchgänge |

## Ultimativer Oberschenkelinnenseitenformer ✳

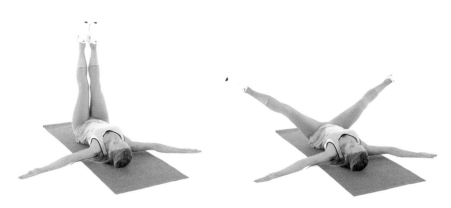

**Schritt 1**: Legen Sie sich rücklings auf die Matte. Strecken Sie die Arme in einer Linie mit den Schultern zur Seite. Strecken Sie die Beine direkt über der Hüfte gerade nach oben.

**Schritt 2**: Führen Sie die Beine nun langsam und kontrolliert nach außen. Wenn Sie den maximalen Bewegungsumfang erreicht haben, halten Sie die Position und bringen Sie die Beine dann langsam wieder nach oben in die Ausgangsposition zurück.

| | |
|---|---|
| Anfängerin: | 16-20 Wiederholungen, 2 Durchgänge |
| Fortgeschrittene: | 30 Wiederholungen, 3 Durchgänge |
| Erfahrene: | 40 Wiederholungen, 4 Durchgänge |

## Laufstegbeine ✿❀

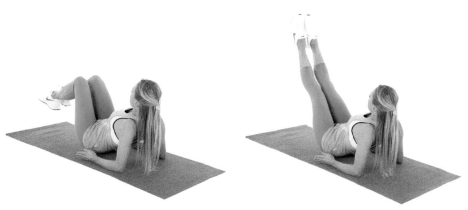

**Schritt 1**: Setzen Sie sich auf die Matte. Stützen Sie sich hinten auf den Unterarmen ab. Die Hände zeigen nach vorn. Beugen Sie die Knie, heben Sie die Füße vom Boden und ziehen Sie den Bauch ein.

**Schritt 2**: Spannen Sie weiterhin die Bauchmuskeln an, strecken Sie die Beine, halten Sie die Position und beugen Sie sie anschließend wieder wie in der Ausgangsposition.

| | |
|---|---|
| Anfängerin: | 12-14 Wiederholungen, 2 Durchgänge |
| Fortgeschrittene: | 20-22 Wiederholungen, 3 Durchgänge |
| Erfahrene: | 30 Wiederholungen, 4 Durchgänge |

## Schlanke Beine in zwei Schritten ✿✿✿

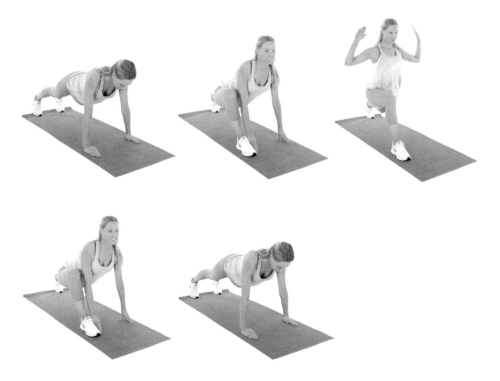

**Schritt 1**: Nehmen Sie eine komplett gestreckte Liegestützposition ein und ziehen Sie den Bauch ein.

**Schritt 2**: Machen Sie nun mit einem Fuß einen Schritt nach vorn zur Hand. Halten Sie die Position und strecken Sie den Oberkörper gerade nach oben. Beugen Sie beide Arme und führen Sie sie zur Seite. Halten Sie diese Position, bringen Sie dann die Hände wieder auf den Boden und stellen Sie den Fuß wieder nach hinten. Wechseln Sie nach jeder Wiederholung das Bein, bis Sie die angegebene Anzahl an Wiederholungen erreicht haben.

| | |
|---|---|
| Anfängerin: | 4 Wiederholungen, 2 Durchgänge |
| Fortgeschrittene: | 8 Wiederholungen, 3 Durchgänge |
| Erfahrene: | 12 Wiederholungen, 4 Durchgänge |

Regenbogen für Oberschenkelinnen- und -außenseite

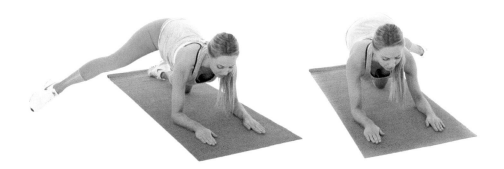

**Schritt 1**: Knien Sie sich auf die Matte und stützen Sie sich auf die Unterarme. Die Handflächen zeigen nach unten und die Finger nach vorn. Strecken Sie ein Bein zur Seite.

**Schritt 2**: Spannen Sie die Bauchmuskulatur an und heben Sie das gestreckte Bein vom Boden. Heben Sie es hinter dem Körper nach oben und zur Seite, als würden Sie damit einen Regenbogen zeichnen. Versuchen Sie, mit dem Fuß auf der gegenüberliegenden Seite den Boden zu berühren. Halten Sie die Position und bringen Sie das Bein anschließend zurück in die Ausgangsposition. Machen Sie erst alle Wiederholungen mit einem Bein, bevor Sie das Bein wechseln.

| Anfängerin: | 8-10 Wiederholungen, 2 Durchgänge |
| Fortgeschrittene: | 14-16 Wiederholungen, 3 Durchgänge |
| Erfahrene: | 20 Wiederholungen, 4 Durchgänge |

## Oberschenkelformer ✳

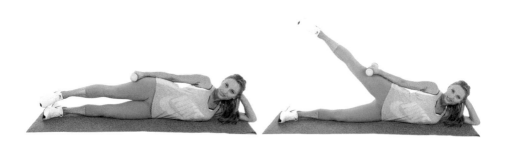

**Schritt 1**: Legen Sie sich auf die Seite. Legen Sie eine Hantel auf das obere Bein. Ihr Körper sollte eine gerade Linie bilden. Beugen Sie den unteren Arm und stützen Sie den Kopf darauf.

**Schritt 2**: Heben Sie nun langsam das obere Bein und drücken Sie dabei die Hantel weiter darauf. Halten Sie am höchsten Punkt die Position. Achten Sie darauf, dass Sie das Bein nicht im Hüftgelenk verdrehen und dass die Zehen weiterhin nach vorn zeigen. Senken Sie das Bein langsam wieder in die Ausgangsposition.

| | |
|---|---|
| Anfängerin: | 14-16 Wiederholungen, 2 Durchgänge |
| Fortgeschrittene: | 18-20 Wiederholungen, 3 Durchgänge |
| Erfahrene: | 30 Wiederholungen, 4 Durchgänge |

Beinheben für schlankere Oberschenkel

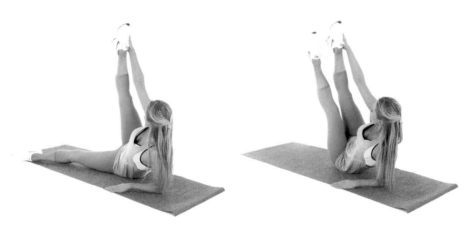

**Schritt 1**: Setzen Sie sich auf die Matte. Legen Sie ein Bein auf den Boden und stützen Sie den Oberkörper auf einen Unterarm. Strecken Sie das andere Bein gerade nach oben und halten Sie den Fuß mit der Hand auf derselben Seite fest.

**Schritt 2**: Heben Sie das andere Bein mithilfe der Muskeln an der Oberschenkelinnenseite vom Boden. Versuchen Sie, es neben das gestreckte Bein zu bringen. Halten Sie die Position und senken Sie es dann langsam wieder. Machen Sie erst alle Wiederholungen mit einem Bein, bevor Sie die Position ändern und die angegebene Anzahl an Wiederholungen mit dem anderen Bein machen.

| | |
|---|---|
| Anfängerin: | 6-8 Wiederholungen, 2 Durchgänge |
| Fortgeschrittene: | 10-12 Wiederholungen, 3 Durchgänge |
| Erfahrene: | 18-20 Wiederholungen, 4 Durchgänge |

# HÄUFIG GESTELLTE FRAGEN: BEINE

**Frage**: Ich habe ziemlich starke Cellulite an den Beinen. Kann ich irgendetwas dagegen machen?

**Antwort**: Cellulite ist eine Ansammlung von Giftstoffen und Fettablagerungen, die in den Zellen unter der Haut eingeschlossen sind. Daher können wir nicht nur an den Beinen, sondern auch in anderen Bereichen wie an den Armen oder am Bauch Cellulite haben. Cellulite kann man aber ganz leicht reduzieren. Die effektivste und einfachste Art ist, mehr Wasser zu trinken, um die Giftstoffe wegzuspülen; frische, natürliche, gesunde Lebensmittel zu essen; und, was am wichtigsten ist, eine Mischung aus Cardio- und Krafttraining zu machen. Die Cellulite wird bald beginnen, zu verschwinden.

**Frage**: Was ist die beste Methode, um schlankere Oberschenkel zu bekommen?

**Antwort**: Letztendlich müssen die Oberschenkelinnen- und -außenseiten trainiert werden. In diesem Abschnitt stehen eine Menge Übungen zur Auswahl und Power-Walking (plus eine gesunde Ernährung) ist auch eine tolle Methode, die Beine zu kräftigen und zu definieren. Bei jedem Schritt beanspruchen Sie Ihre Oberschenkelmuskulatur und straffen auch den Po. So können Sie also leicht schlankere Oberschenkel bekommen. Um die Muskeln an der Oberschenkelinnenseite in der Tiefe zu trainieren, empfehle ich die Übungen „Beinheben für schlankere Oberschenkel" und „Ultimativer Oberschenkelinnenseitenformer".

# MESSEN SIE IHREN FORTSCHRITT

### Beinfitness

Sie werden jede Woche merken, dass die Beine stärker werden und Sie bei jeder Übung mehr Wiederholungen machen können. Bestimmen Sie Ihre Fitness zu Beginn mit Ausfallschritten und zählen Sie, wie viele Sie machen können, bis es für Ihre Beine anstrengend wird. Schreiben Sie sich die Zahl auf und wiederholen Sie den Test alle zwei Wochen.

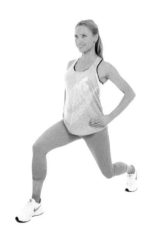

Oberschenkelmaße

Wenn Sie diese Übungen machen, werden die Beine schnell definierter und Sie werden tolle Ergebnisse sehen, vor allem, wenn Sie sich auch gesund ernähren und Cardio-Training machen. Suchen Sie den Mittelpunkt zwischen dem unteren Teil der Gesäßmuskeln und der Knierückseite – den breitesten Punkt des Oberschenkels – und bestimmen Sie den Umfang mit einem Maßband. Notieren Sie sich die Zahl und messen Sie alle zwei Wochen erneut.

## SCHÖNHEITSTIPP FÜR DIE BEINE

Beine sehen gebräunt sofort besser aus. Am einfachsten erreicht man dies, wenn man einen guten Selbstbräuner benutzt. Bringen Sie Ihre Beine zum Strahlen und tragen Sie großzügig Selbstbräuner auf. Um damit die besten Ergebnisse zu erzielen, benutzen Sie zuerst mein spezielles Peeling für die Beine.

**Zutaten:**

1 Tasse grünen Tee, lauwarm

1 Esslöffel Zucker

2 Esslöffel frisch geriebener Ingwer

Mischen Sie alle Zutaten in einer Schüssel und tragen Sie die Mischung anschließend großzügig auf die Beine auf. Massieren Sie sie mit kreisenden Bewegungen von unten nach oben ein. Sobald Sie eingezogen ist, spülen Sie sie ab und tragen dann den Selbstbräuner auf. Am nächsten Tag werden Sie mit atemberaubenden gebräunten Beinen aufwachen.

# 7

# Brust

# 7 Brust

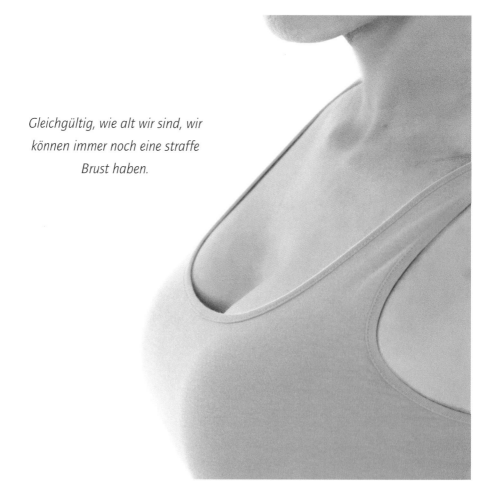

*Gleichgültig, wie alt wir sind, wir können immer noch eine straffe Brust haben.*

Sport ist wirklich ein Jungbrunnen, denn wenn wir die richtigen Übungen machen, können wir den Alterungsprozess verlangsamen und unsere Körper bleiben schön geformt, fest und straff.

Die Brust ist einer der Bereiche, die hauptsächlich betroffen sind. Als Frau und Trainerin wollte ich unbedingt eine Reihe von Übungen entwickeln, die genau darauf abzielen. Daher habe ich ein einfaches Workout, bestehend aus zwei Bewegungen, als 14-Tage-Challenge kreiert und auf meinen YouTube®-Kanal gestellt. Nach weniger als einem Jahr hat über eine Viertelmillion Frauen daran teilgenommen und so viele Followerinnen haben nette Kommentare dazu geschrieben, dass die Challenge ihnen geholfen hat, ihre Brüste zu straffen.

Wie immer gilt, je besser wir den Körper verstehen, desto klarer wird es, wie Sport funktioniert, warum er so effektiv ist und wie wir auf natürliche Weise eine straffere Brust bekommen können, ohne uns unters Messer zu legen.

Ich möchte Ihnen die **Cooper-Bänder** vorstellen, dünne Bindegewebsansammlungen, die die Brust heben. Sie sind am Schlüsselbein und an dem Bindegewebe befestigt, das unter den größten Brustmuskeln liegt, den **Mm. pectorales.** Sie können sich die Cooper-Bänder gut als BH-Träger vorstellen. Wenn einer Ihrer BH-Träger locker ist, kann er Ihre Brust nicht unterstützen oder heben. Wenn Sie den Träger aber enger stellen, hebt er Ihre Brust sofort an, sodass sie größer erscheint und Sie ein schönes Dekolleté bekommen. Genau das können wir auch durch Übungen erreichen, die Ihre Cooper-Bänder straffen und trainieren (diesen Effekt erzielt man mit allen Übungen in diesem Kapitel).

Die Brust besteht aus zwei großen Muskeln, dem **M. pectoralis major** und dem **M. pectoralis minor,** sowie vielen kleineren Muskeln. Diese Muskeln liegen unterhalb des Brustgewebes und auf dem Brustbein und sind mit dem Humerus verbunden (dem Armknochen, der dem Schultergelenk am nächsten liegt). Die Brust spielt eine große Rolle, wenn man die Arme vor den Körper führen und die Schultern nach vorn bringen möchte.

Wenn wir diesen Bereich nicht regelmäßig durch Übungen kräftigen, ist er schnell weniger definiert, weniger schön geformt und weniger straff. Die Übungen, die ich entwickelt habe, können das aber wieder in Ordnung bringen. In weniger als 21 Tagen können Sie schon damit rechnen, dass Ihre Brust sich hebt und straffer wird. Wie bei jedem Körperteil empfehle ich auch hier ein gutes Cardio-Training, das Sie mit dem Krafttraining kombinieren können, weil Sie dadurch doppelt gute Ergebnisse erzielen werden. Rückschlagspiele wie Tennis oder aber auch Basketball sind gut. Eine weitere tolle Sportart, die die Brust hebt, ist (wie der Name schon sagt) das Brustschwimmen, wenn Sie ein Schwimmworkout machen möchten.

## DIE VORTEILE, DIESEN BEREICH ZU TRAINIEREN

- Sie werden merken, dass Ihre Brust straffer wird.
- Die Haltung Ihres Oberkörpers wird sich verbessern.
- Sie werden mehr Kraft im Oberkörper haben.
- Sie werden sich unglaublich gut fühlen, wenn Sie tief ausgeschnittene Tops tragen.
- Ihre Schultern werden eine schönere Form bekommen.
- Sie werden Ihren alten Badeanzug gegen einen schicken neuen Bikini tauschen wollen.
- Ihre Fortschritte werden Sie umhauen.

Hier sind die 10 Übungen, aus denen Sie wählen können, um Ihre Brust auf natürliche Weise zu straffen. Als Cardio-Training empfehle ich das Ganzkörper-Schwimm-Workout auf Seite 154.

# 10 KRÄFTIGUNGSÜBUNGEN FÜR DIE BRUST

Für jede Übung ist eine Anzahl von Wiederholungen (das heißt, wie oft Sie diese Übung durchführen sollten) sowie eine Anzahl von Durchgängen angegeben. Da Sie jede Woche fitter werden, können Sie das Training anpassen. Machen Sie in der ersten Woche zum Beispiel die für Anfänger empfohlene Anzahl, in der nächsten Woche die für Fortgeschrittene und in der letzten Woche die für Erfahrene.

Neben der Bezeichnung einer jeden Übung stehen außerdem Sterne, die Ihnen anzeigen, wie schwer diese Übung ist:

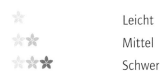

                    Leicht

                    Mittel

                    Schwer

### Drücken für die Brust

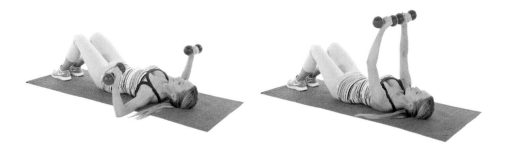

**Schritt 1**: Legen Sie sich rücklings auf die Matte. Beugen Sie die Knie und stellen Sie die Füße fest auf den Boden. Die Arme sind mit gebeugten Ellbogen neben dem Körper, in den Händen halten Sie Hanteln und die Handflächen zeigen vom Körper weg.

**Schritt 2**: Strecken Sie die Arme langsam gerade nach oben, sodass sie weiterhin auf Brusthöhe sind. Halten Sie die Position kurz und senken Sie die Arme dann langsam wieder. Spannen Sie die Bauchmuskeln an, während Sie die Arme heben und senken.

| | |
|---|---|
| Anfängerin: | 12-14 Wiederholungen, 2 Durchgänge |
| Fortgeschrittene: | 16-18 Wiederholungen, 3 Durchgänge |
| Erfahrene: | 20 Wiederholungen, 4 Durchgänge |

Wahnsinns-Dekolletéstraffung 🌸🌸

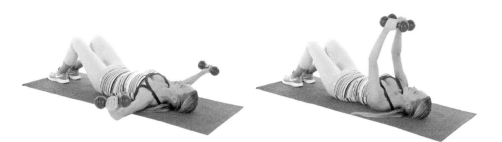

**Schritt 1**: Legen Sie sich rücklings auf die Matte. Beugen Sie die Knie und stellen Sie die Füße fest auf den Boden. Strecken Sie die Arme zur Seite. Die Handflächen zeigen nach oben und die Arme sind leicht gebeugt.

**Schritt 2**: Spannen Sie die Bauchmuskeln an und führen Sie gleichzeitig beide Arme nach oben, bis sie sich auf Brusthöhe über Ihrem Körper treffen. Halten Sie diese Position und senken Sie die Arme dann langsam wieder in die Ausgangsposition.

| Anfängerin: | 8-10 Wiederholungen, 2 Durchgänge |
|---|---|
| Fortgeschrittene: | 12-14 Wiederholungen, 3 Durchgänge |
| Erfahrene: | 20 Wiederholungen, 3 Durchgänge |

## Liegestütz für eine atemberaubende Brust ✿❀

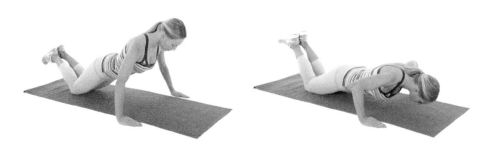

**Schritt 1**: Knien Sie sich auf die Matte und stützen Sie sich auf die Hände. Die Hände stehen auf Schulterhöhe etwas weiter als schulterbreit auseinander. Schieben Sie sich langsam auf den fleischigeren Teil der Knie und schieben Sie die Hüfte nach vorn. Von den Knien bis zum Kopf sollte Ihr Körper eine gerade Linie bilden.

**Schritt 2**: Senken Sie den Oberkörper langsam zum Boden, indem Sie die Ellbogen beugen und nach außen führen. Die Bauchmuskulatur bleibt dabei weiterhin angespannt. Halten Sie diese Position und drücken Sie sich dann langsam wieder nach oben in die Ausgangsposition.

| | |
|---|---|
| Anfängerin: | 6-8 Wiederholungen, 2 Durchgänge |
| Fortgeschrittene: | 10-12 Wiederholungen, 3 Durchgänge |
| Erfahrene: | 20 Wiederholungen, 3 Durchgänge |

## Brustformer mit Buch ✿✿

**Schritt 1**: Gehen Sie in eine vollkommen gestreckte Liegestützposition und stützen Sie dabei beide Hände auf ein Buch (je dicker das Buch, desto anstrengender die Übung).

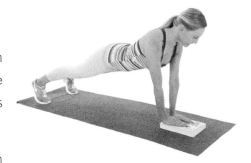

**Schritt 2**: Gehen Sie mit einer Hand vom Buch, halten Sie die Position und gehen Sie mit der Hand wieder auf das Buch. Gehen Sie nun mit der anderen Hand vom Buch und zurück darauf. Wiederholen Sie dies, bis Sie die angegebene Anzahl an Wiederholungen erreicht haben. Spannen Sie während der Übung stets die Bauchmuskulatur an.

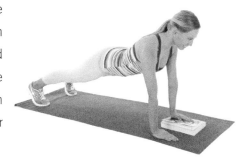

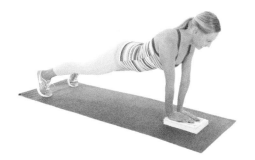

| | |
|---|---|
| Anfängerin: | 10 Wiederholungen, 2 Durchgänge |
| Fortgeschrittene: | 16 Wiederholungen, 3 Durchgänge |
| Erfahrene: | 20 Wiederholungen, 4 Durchgänge |

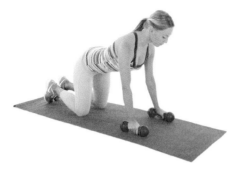

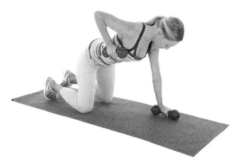

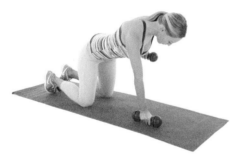

### BH-Verstärker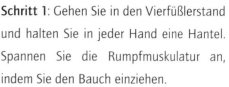

**Schritt 1**: Gehen Sie in den Vierfüßlerstand und halten Sie in jeder Hand eine Hantel. Spannen Sie die Rumpfmuskulatur an, indem Sie den Bauch einziehen.

**Schritt 2**: Heben Sie einen Arm an, indem Sie den Ellbogen beugen, und versuchen Sie, die Hantel zur Schulter zu bringen. Halten Sie diese Position kurz und senken Sie den Arm dann langsam wieder. Wechseln Sie nach jeder Wiederholung die Seite, bis Sie die angegebene Anzahl an Wiederholungen erreicht haben. Es ist wichtig, die Hüfte währenddessen ruhig zu halten. Spannen Sie also stets die Bauchmuskulatur an.

| | |
|---|---|
| Anfängerin: | 14 Wiederholungen, 2 Durchgänge |
| Fortgeschrittene: | 16 Wiederholungen, 3 Durchgänge |
| Erfahrene: | 20 Wiederholungen, 4 Durchgänge |

## Power-Drücken ✿✿✿

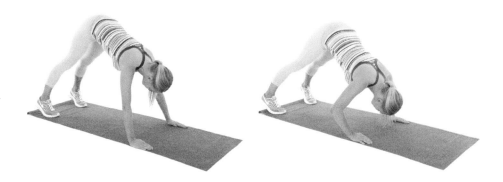

**Schritt 1**: Stützen Sie sich auf Hände und Füße, sodass Ihr Körper ein V bildet. Die Hände sollten schulterbreit auseinander sein und leicht vor den Schultern stehen. Heben Sie die Fersen vom Boden.

**Schritt 2**: Beugen Sie langsam leicht die Ellbogen, sodass sich der Kopf dem Boden nähert. Senken Sie den Körper nur ein paar Zentimeter und drücken Sie sich dann wieder nach oben. Wiederholen Sie dies, bis Sie die angegebene Anzahl an Wiederholungen erreicht haben. Es wichtig, dass Sie sich nach dieser Übung erst langsam ein paar Sekunden lang hinsetzen und nicht direkt wieder aufstehen, da Ihnen sonst schwindlig werden kann.

| | |
|---|---|
| Anfängerin: | 6 Wiederholungen, 2 Durchgänge |
| Fortgeschrittene: | 10 Wiederholungen, 3 Durchgänge |
| Erfahrene: | 14 Wiederholungen, 4 Durchgänge |

## Buchdrücken

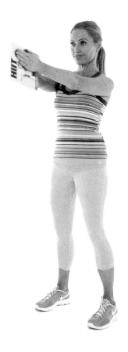 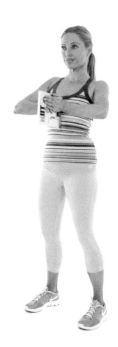

**Schritt 1**: Sie starten im Stand. Die Füße sind hüftbreit auseinander, die Knie leicht gebeugt. Zwischen den Handflächen halten Sie ein Buch. Ihre Finger sollten nach vorn zeigen. Strecken Sie die Arme auf Brusthöhe komplett durch und drücken Sie die Hände so fest wie möglich gegen das Buch.

**Schritt 2**: Drücken Sie weiterhin und bringen Sie das Buch zur Brustmitte, indem Sie die Ellbogen nach außen beugen. Das Wichtigste bei dieser Übung ist, die ganze Zeit zu drücken. Kehren Sie dann in die Ausgangsposition zurück.

| | |
|---|---|
| Anfängerin: | 16 Wiederholungen, 2 Durchgänge |
| Fortgeschrittene: | 20 Wiederholungen, 3 Durchgänge |
| Erfahrene: | 30 Wiederholungen, 4 Durchgänge |

## Handtuchdrücken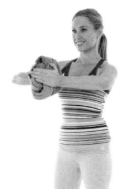

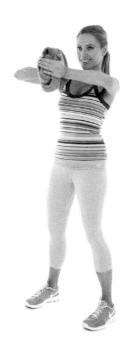

**Schritt 1**: Zwischen den Handflächen halten Sie ein Handtuch, Ihre Füße stehen etwas weiter als hüftbreit auseinander, die Knie sind leicht gebeugt und die Bauchmuskeln angespannt. Die Ellbogen sind gebeugt und auf Brusthöhe.

**Schritt 2**: Drücken Sie die Hände so fest wie möglich gegen das Handtuch. Stellen Sie sich vor, Sie würden versuchen, Wasser aus dem Handtuch herauszupressen. Behalten Sie den Druck bei und heben Sie das Handtuch ein paar Zentimeter an. Halten Sie die Position und senken Sie es dann wieder in die Ausgangsposition. Drücken Sie dabei weiterhin fest zu. Wiederholen Sie die Bewegung.

| Anfängerin: | 12 Wiederholungen, 2 Durchgänge |
| Fortgeschrittene: | 16 Wiederholungen, 3 Durchgänge |
| Erfahrene: | 20 Wiederholungen, 4 Durchgänge |

## Bruststraffen mit den Armen im L ✿❀

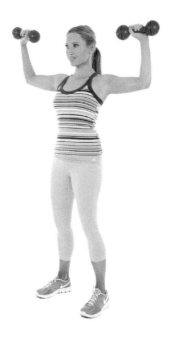 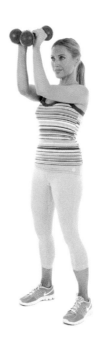

**Schritt 1**: Stellen Sie sich aufrecht hin und ziehen Sie den Bauch ein. Halten Sie die Hanteln so, dass die Handflächen nach innen zeigen. Strecken Sie die Arme zur Seite und beugen Sie die Ellbogen, sodass die Arme ein L bilden. Die Ellbogen befinden sich auf Schulterhöhe.

**Schritt 2**: Halten Sie die Arme auf derselben Höhe und führen Sie sie langsam zusammen, sodass sich die Unterarme in der Mitte treffen. Halten Sie diese Position und führen Sie die Arme dann wieder nach außen in die Ausgangsposition.

| | |
|---|---|
| Anfängerin: | 8-10 Wiederholungen, 2 Durchgänge |
| Fortgeschrittene: | 14-16 Wiederholungen, 3 Durchgänge |
| Erfahrene: | 20 Wiederholungen, 4 Durchgänge |

Natürliche Bruststraffung

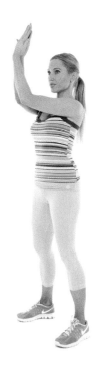
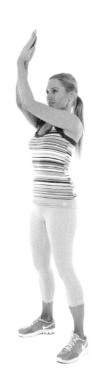

**Schritt 1**: Sie starten im Stand. Die Füße stehen etwas weiter als hüftbreit auseinander, die Knie sind gebeugt und die Bauchmuskeln angespannt. Beugen Sie die Arme vor dem Körper und legen Sie eine Hand vor die andere.

**Schritt 2**: Heben Sie die Arme mit derselben Armposition ein paar Zentimeter an. Halten Sie diese Position und senken Sie sie dann wieder in die Ausgangsposition.

| Anfängerin: | 20 Wiederholungen, 2 Durchgänge |
| Fortgeschrittene: | 30 Wiederholungen, 3 Durchgänge |
| Erfahrene: | 50 Wiederholungen, 4 Durchgänge |

# HÄUFIG GESTELLTE FRAGEN: BRUST

**Frage**: Nachdem ich Kinder bekommen habe, fing meine Brust an, zu hängen. Kann ich irgendetwas dagegen tun?

**Antwort**: Ja, wie ich zu Beginn des Kapitels erwähnt habe, können wir unsere Brust auf natürliche Weise anheben, wenn wir die Cooper-Bänder, die man mit menschlichen BH-Trägern vergleichen kann, gezielt trainieren. Je straffer sie sind, desto mehr wird Ihre Brust angehoben. Indem wir diese Muskeln aktivieren, können wir die Brust also straffen.

**Frage**: Ist es wichtig, einen Sport-BH zu tragen, wenn man Sport treibt?

**Antwort**: Absolut JA, weil sich die Brüste zur Seite, nach oben und nach unten bewegen, wenn Sie sich bewegen. Ohne gute Unterstützung kann dies Ihrem Muskelbindegewebe schaden. Und glauben Sie nicht, dass das nur für größere Brüste gilt. Es ist auch wichtig für zierliche Frauen. Sie können immer noch im Schlafanzug trainieren! Tragen Sie aber stets einen Sport-BH und Turnschuhe.

# MESSEN SIE IHREN FORTSCHRITT

### Brustfitness
Um zu bestimmen, wie sehr sich die Muskelkraft und Ausdauer im Brustbereich verbessert hat, empfehle ich Ihnen, alle zwei Wochen die Übung „Natürliche Bruststraffung" zu machen. Machen Sie so viele Wiederholungen wie möglich und schreiben Sie sich die Zahl auf. Sie werden alle zwei Wochen sehen, dass Sie mehr Wiederholungen schaffen.

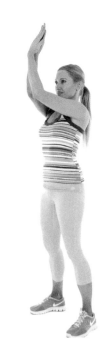

**Brustmaße**

Sie werden feststellen, dass sich Ihre Brust hebt, wenn die Muskeln kräftiger werden. Messen Sie dies mit einem Maßband. Sie können sich für die linke oder rechte Seite entscheiden, aber messen Sie jedes Mal auf derselben Seite. Setzen Sie das Maßband oben auf der Schulter an und lassen Sie es vertikal bis auf Höhe der Brustwarze nach unten hängen. Notieren Sie sich das Maß und messen Sie alle zwei Wochen erneut. Achten Sie darauf, immer an derselben Stelle zu messen.

## SCHÖHNHEITSTIPP FÜR DIE BRUST

Ein tolles Mittel, mit dem man die Haut an der Brust festigen und glätten kann, ist meine Do-it-yourself-Maske. Dafür benötigen Sie nur drei natürliche Zutaten und ein anderes Hilfsmittel – einen alten BH!

**Zutaten:**
1 Esslöffel Naturjoghurt
½ Teelöffel Haferflocken
1 Teelöffel Vitamin-E-Öl

Vermischen Sie alle Zutaten gut, tragen Sie das Gemisch auf die Brust auf und ziehen Sie sich den alten BH an. Lassen Sie es 15 Minuten lang einwirken. So kann die Haut die Nährstoffe aufnehmen. Spülen Sie es nach 15 Minuten mit kaltem Wasser ab. Kombiniert mit den Kräftigungsübungen aus meinem Buch, werden Sie dadurch eine atemberaubende Brust bekommen.

# 8

# Arme

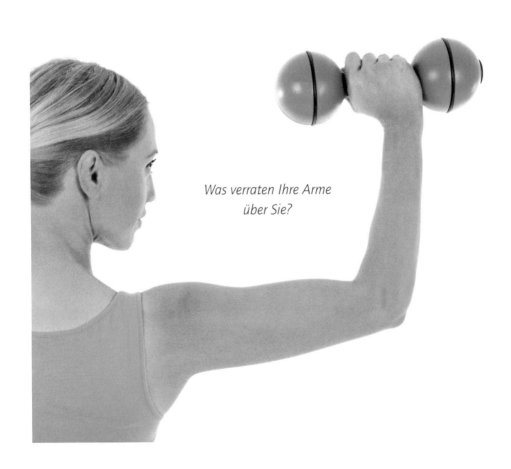

*Was verraten Ihre Arme
über Sie?*

Ihre Arme können viel über Ihren Lebensstil und Ihre Gewohnheiten verraten, denn an den Armen kann man ablesen, ob jemand fit und gesund ist! Sind die Arme stark und straff oder kraftlos und schlaff? Kraftlose, schlaffe Arme deuten darauf hin, dass jemand nicht fit ist, sich nicht regelmäßig bewegt und kalorienreich ernährt, während definierte, schlanke Arme auf eine gesunde Ernährung und einen aktiven Lebensstil hinweisen.

Unsere Arme benutzen wir von dem Augenblick an, wenn wir aufstehen, bis wir ins Bett gehen, vom Zähneputzen bis zum Einkaufstütentragen. Sogar bei unseren täglichen Pflichten benutzen und beanspruchen wir die Arme. Die Arme werden ganz besonders bei bestimmten Sportarten wie dem Laufen gefordert, weil sie es sind, die den Körper nach vorn treiben. Doch auch wenn wir unsere Arme sowieso beinahe nonstop benutzen, können wir sie stärker definieren, denn das Geheimnis schön geformter, definierter Arme ist, alle Armmuskeln zu kräftigen und sie aus jedem Winkel zu straffen und zu formen.

Wie Bauch und Po können auch die Arme leicht Körperfett speichern und aus der Form geraten. Mit den richtigen Übungen und dem richtigen Trainingsplan können wir aber die Arme bekommen, von denen wir immer geträumt haben, und uns von dem verabschieden, was oft als **Winkearme** oder **Tantenschlabber** bezeichnet wird.

Das ist auch gut so, denn die Arme werden öfter gezeigt als andere Körperteile, vor allem in den wärmeren Monaten, wenn wir T-Shirts, Tops und ärmellose Kleider tragen.

Als Fitnessexpertin kann ich Ihnen sagen, dass es ziemlich einfach ist, seine Arme zu straffen, zu kräftigen und zu definieren. Mit einer Kombination aus Kraft- und Cardio-Training reduziert man das Fett im ganzen Körper. Wenn Menschen abnehmen, verlieren manche am Po oder am Bauch und wieder andere an den Armen Gewicht. Die gute Nachricht ist, dass man insgesamt weniger überschüssiges Körperfett hat, wenn man ein gesundes Körpergewicht erreicht. Alle meine Kräftigungsübungen speziell für die Arme sorgen dafür, dass Sie bald wohlgeformte Arme haben.

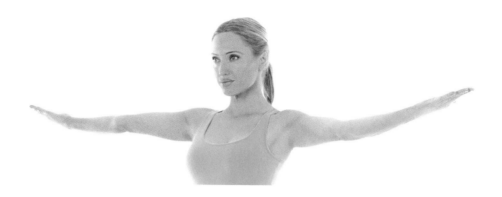

Frauen stellen oft fest, dass die Rückseite des Oberarms an Form verliert. Hier befindet sich der **M. triceps brachii,** der zwischen Schulterrückseite und Ellbogen befestigt ist. Dieser Teil des Arms wird weniger beansprucht als der Muskel an der Vorderseite des Arms, der **M. biceps brachii** (Sie können sich die beiden als Nachbarn vorstellen). Dieser Muskel ist zwischen Schultervorderseite und Ellbogenvorderseite befestigt und wir beanspruchen ihn im Alltag viel stärker, beispielsweise wenn wir Einkaufstaschen tragen oder Gegenstände hochheben. Daher ist er meist kräftiger und definierter. Die Schulter verfügt über den Muskel, der als **M. deltoideus** bezeichnet wird. Je stärker und definierter er ist, desto besser kann er sexy Schultern in Szene setzen und auch die Haltung verbessern, sodass Sie eleganter aussehen. Eine bessere Haltung im Oberkörperbereich lässt uns sofort auch schlanker wirken, als würden wir vor Selbstbewusstsein strotzen.

Diese Übungen werden Ihnen helfen, definierte Arme zu bekommen, die Ihnen die Freiheit geben, die Strickjacke im Schrank zu lassen und ein ärmelloses Oberteil anzuziehen.

## DIE VORTEILE, DIESEN BEREICH ZU TRAINIEREN

- Sie werden femininer aussehen.
- Sie werden mehr Kraft in den Armen und im Oberkörper haben.
- Sie werden wohlgeformte, sexy Schultern haben.
- Sie werden überschüssiges Fett an den Armen loswerden.
- Sie werden die Arme kräftigen und straffen.

○  Sie werden gerne winken.

○  Sie werden sich wohl damit fühlen, ärmellose Tops zu tragen.

○  Ihr Oberkörper wird flexibler sein.

○  Sie werden mehr Kalorien verbrennen, wenn Sie mehr Muskeln aufbauen.

○  Sie werden eine bessere Haltung haben.

T-Shirt-freundliche Arme sind das Ziel.

Ich habe 10 verschiedene Krafttrainingsübungen für die Arme zusammengestellt, damit Sie viel variieren können und Ihnen nie langweilig dabei wird. Wir werden uns auch mit Cardio-Training beschäftigen. Power-Walking, wie beim 16-Minuten-Fettkiller-Power-Walk (Seite 153), ist eine gute Methode, um überschüssiges Körperfett loszuwerden.

## 10 KRÄFTIGUNGSÜBUNGEN FÜR DIE ARME

Für jede Übung ist eine Anzahl von Wiederholungen (das heißt, wie oft Sie diese Übung durchführen sollten) sowie eine Anzahl von Durchgängen angegeben. Da Sie jede Woche fitter werden, können Sie das Training anpassen. Machen Sie in der ersten Woche zum Beispiel die für Anfänger empfohlene Anzahl, in der nächsten Woche die für Fortgeschrittene und in der letzten Woche die für Erfahrene.

Neben der Bezeichnung einer jeden Übung stehen außerdem Sterne, die Ihnen anzeigen, wie schwer diese Übung ist:

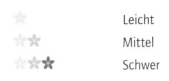

✱             Leicht

✱✱           Mittel

✱✱✱         Schwer

### Weg mit den Winkearmen ✳

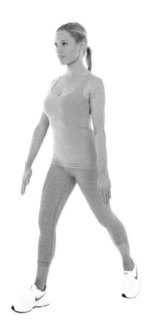 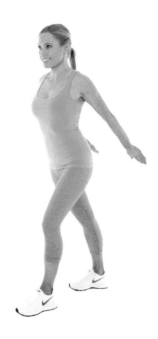

**Schritt 1**: Gehen Sie in Schrittstellung, ziehen Sie den Bauch ein, strecken Sie die Brust raus und lassen Sie die Arme gerade nach unten hängen. Die Handflächen zeigen nach hinten.

**Schritt 2**: Heben Sie die Arme nun hinter dem Körper so hoch wie möglich an und halten Sie diese Position. Federn Sie nun leicht mit den Armen. Dabei ist es wichtig, dass Sie die Arme auf derselben Höhe halten. Versuchen Sie, 100 x zu federn. Stellen Sie nach der Hälfte das andere Bein nach vorn.

| | |
|---|---|
| Anfängerin | 50 Wiederholungen, 1 Durchgang |
| Fortgeschrittene: | 50 Wiederholungen, 2 Durchgänge |
| Erfahrene: | 100 Wiederholungen, 2 Durchgänge |

Sexy-Schultern-Former ✳

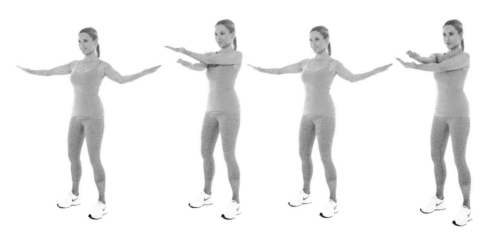

**Schritt 1**: Stellen Sie die Füße auseinander, beugen Sie die Knie leicht, ziehen Sie den Bauch ein, beugen Sie die Arme leicht und strecken Sie sie mit den Handflächen nach oben zur Seite.

**Schritt 2**: Führen Sie die Arme zur Mitte und überkreuzen Sie sie. Halten Sie diese Position. Die Handflächen zeigen dabei immer noch nach oben. Führen Sie die Arme dann langsam wieder nach außen in die Ausgangsposition. Überkreuzen Sie die Arme wieder, sodass nun der andere Arm oben ist. Wiederholen Sie die Übung so oft wie angegeben.

| | |
|---|---|
| Anfängerin: | 20 Wiederholungen, 2 Durchgänge |
| Fortgeschrittene: | 30 Wiederholungen, 3 Durchgänge |
| Erfahrene: | 50 Wiederholungen, 3 Durchgänge |

## Arme wie ein Star ✳️❇️

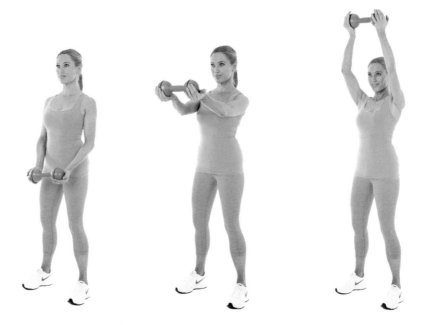

**Schritt 1**: Stellen Sie sich aufrecht hin, beugen Sie die Knie leicht und ziehen Sie den Bauch ein. Halten Sie die Hantel im Untergriff (die Handflächen zeigen nach oben). Die Hände sollten schulterbreit auseinander sein.

**Schritt 2**: Heben Sie langsam die Arme, bis sie direkt über Ihnen sind. Spannen Sie dabei die Bauchmuskeln an, um den Rücken zu schonen. Halten Sie diese Position kurz und senken Sie die Arme dann wieder in die Ausgangsposition.

| | |
|---|---|
| Anfängerin: | 8 Wiederholungen, 2 Durchgänge |
| Fortgeschrittene: | 12-14 Wiederholungen, 3 Durchgänge |
| Erfahrene: | 25 Wiederholungen, 3 Durchgänge |

Heben zur Armkräftigung ✿❀

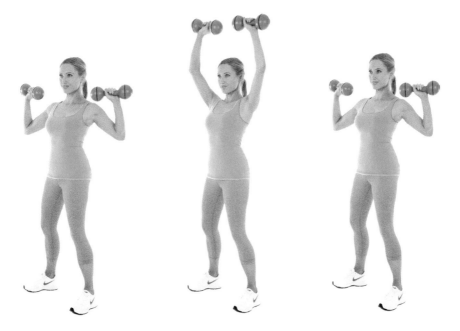

**Schritt 1**: Stellen Sie die Füße hüftbreit auseinander, beugen Sie die Knie leicht und ziehen Sie den Bauch ein. Halten Sie die Hanteln so, dass die Handflächen nach vorn zeigen. Die Ellbogen sind gebeugt und zeigen nach außen.

**Schritt 2**: Heben Sie beide Arme kontrolliert direkt über den Kopf, halten Sie diese Position und senken Sie die Arme dann langsam wieder in die Ausgangsposition.

| | |
|---|---|
| Anfängerin: | 10-12 Wiederholungen, 2 Durchgänge |
| Fortgeschrittene: | 14-16 Wiederholungen, 3 Durchgänge |
| Erfahrene: | 20 Wiederholungen, 3 Durchgänge |

## V-Heben ☆✿

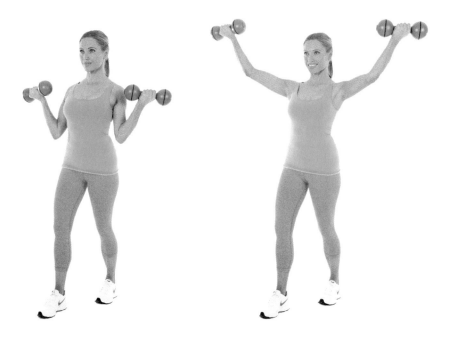

**Schritt 1**: Gehen Sie in Schrittstellung, stellen Sie sich aufrecht hin und spannen Sie die Bauchmuskulatur an. Halten Sie die Ellbogen seitlich nah am Körper und halten Sie die Hanteln so, dass die Handflächen nach hinten zeigen.

**Schritt 2**: Heben Sie nun langsam die Arme nach oben und zur Seite, sodass sie ein V bilden. Lassen Sie die Arme dabei aber leicht gebeugt. Halten Sie diese Position und senken Sie die Arme dann langsam wieder in die Ausgangsposition.

| | |
|---|---|
| Anfängerin: | 8-10 Wiederholungen, 2 Durchgänge |
| Fortgeschrittene: | 12-14 Wiederholungen, 3 Durchgänge |
| Erfahrene: | 16-18 Wiederholungen, 3 Durchgänge |

## Armkreisen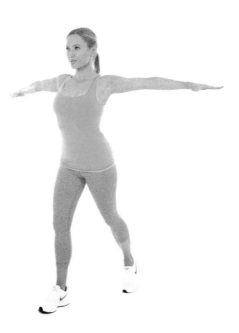

**Schritt 1**: Gehen Sie in Schrittstellung. Stellen Sie die Füße etwa hüftbreit auseinander und strecken Sie die Arme zur Seite, sodass Ihr Körper ein T bildet.

**Schritt 2**: Machen Sie mit den Armen langsam kleine, kreisende Bewegungen im Uhrzeigersinn. Machen Sie anschließend kleine, kreisende Bewegungen entgegen dem Uhrzeigersinn, bis Sie die angegebene Anzahl an Wiederholungen erreicht haben.

| Anfängerin: | 30 Wiederholungen in eine Richtung, dann 30 Wiederholungen in die andere Richtung, 2 Durchgänge |
|---|---|
| Fortgeschrittene: | 40 Wiederholungen in eine Richtung, dann 40 Wiederholungen in die andere Richtung, 2 Durchgänge |
| Erfahrene: | 50 Wiederholungen in eine Richtung, dann 50 Wiederholungen in die andere Richtung, 2 Durchgänge |

## Arm-Curl für ärmellose Outfits ✵

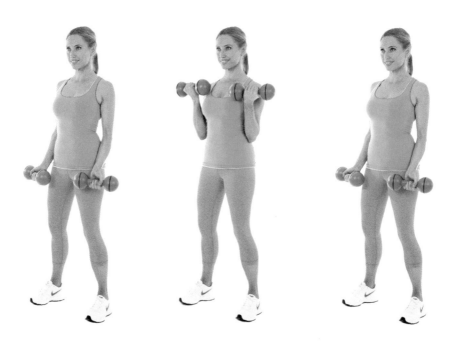

**Schritt 1**: Stellen Sie die Füße hüftbreit auseinander, beugen Sie die Knie leicht und ziehen Sie den Bauch ein. Die Arme hängen seitlich am Körper. Halten Sie die Hanteln im Obergriff, sodass die Handflächen nach oben zeigen.

**Schritt 2**: Heben Sie nun die Hanteln langsam zu den Schultern, ohne die Position der Ellbogen dabei zu verändern. Halten Sie die Position und senken Sie die Arme dann langsam wieder in die Ausgangsposition.

| | |
|---|---|
| Anfängerin: | 10 Wiederholungen, 2 Durchgänge |
| Fortgeschrittene: | 12-14 Wiederholungen, 3 Durchgänge |
| Erfahrene: | 20 Wiederholungen, 3 Durchgänge |

Tschüss, Schwabbelarme ✿✿✿

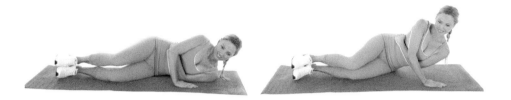

**Schritt 1**: Legen Sie sich seitlich auf die Matte. Beugen Sie die Knie leicht, legen Sie den unteren Arm über den Brustkorb und stützen Sie den oberen Arm vor sich auf Brusthöhe fest auf den Boden.

**Schritt 2**: Drücken Sie die Handfläche nun gegen den Boden und heben Sie den Oberkörper so weit wie möglich an. Halten Sie diese Position und senken Sie den Oberkörper dann langsam wieder ab.

| | |
|---|---|
| Anfängerin: | 6 Wiederholungen, 2 Durchgänge |
| Fortgeschrittene: | 8-10 Wiederholungen, 3 Durchgänge |
| Erfahrene: | 15 Wiederholungen, 3 Durchgänge |

## Liebe-deine-Arme-Liegestütz ☆✿✿

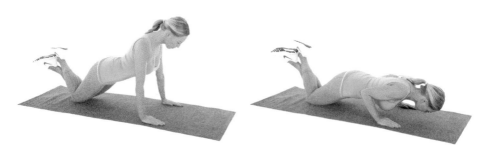

**Schritt 1**: Knien Sie sich auf eine Matte, schieben Sie die Hüfte nach vorn und ziehen Sie den Bauch ein. Ihre Hände befinden sich direkt unter den Schultern und die Finger zeigen nach vorn.

**Schritt 2**: Senken Sie den Oberkörper kontrolliert zum Boden. Achten Sie darauf, dass die Ellbogen dabei nah am Körper bleiben und nicht nach außen zeigen. Halten Sie diese Position und drücken Sie sich dann langsam wieder nach oben.

| | |
|---|---|
| Anfängerin: | 6 Wiederholungen, 2 Durchgänge |
| Fortgeschrittene: | 10 Wiederholungen, 3 Durchgänge |
| Erfahrene: | 15 Wiederholungen, 3 Durchgänge |

Dip für schöne Arme

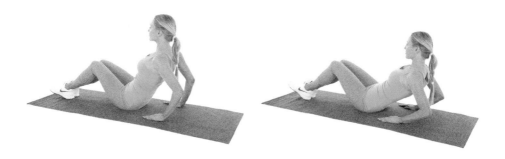

**Schritt 1**: Setzen Sie sich auf den Boden. Beugen Sie die Knie und stützen Sie die Hände etwa 15 cm hinter sich auf den Boden. Die Fingerspitzen zeigen nach vorn und die Ellbogen nach hinten.

**Schritt 2**: Senken Sie den Oberkörper nun ab, indem Sie die Ellbogen beugen. Achten Sie darauf, dass die Ellbogen dabei weiterhin nach hinten zeigen. Halten Sie diese Position und drücken Sie sich dann langsam wieder nach oben in die Ausgangsposition.

| | |
|---|---|
| Anfängerin: | 10 Wiederholungen, 2 Durchgänge |
| Fortgeschrittene: | 14-16 Wiederholungen, 3 Durchgänge |
| Erfahrene: | 20 Wiederholungen, 3 Durchgänge |

# HÄUFIG GESTELLTE FRAGEN: ARME

**Frage**: Jetzt, da ich älter werde, werden die Rückseiten meiner Arme dicker und unförmiger. Kann ich etwas dagegen tun?

**Antwort**: Diese Art der Veränderung findet im Allgemeinen statt, wenn man älter wird, und wenn man seine Lebensgewohnheiten nicht verändert, kann dies den Körper strapazieren, die Arme oft als Erstes. Die gute Nachricht ist jedoch, dass man diesen Prozess durch einen gesunden, aktiven Lebensstil umkehren und wieder schön geformte, schlanke Arme bekommen kann.

**Frage**: Welches Cardio-Training sollte ich am besten machen, um meine Arme in Form zu bringen?

**Antwort**: Hier haben zwei Sportarten ganz klar die Nase vorn: Die erste ist Schwimmen, weil die Arme im Wasser eine wichtige Rolle spielen. Schwimmen trainiert die gesamte Armmuskulatur, und wenn Sie verschiedene Schwimmstile einsetzen – vom Kraulen über Brustschwimmen bis hin zum Rückenschwimmen –, beansprucht es die Muskeln auch auf unterschiedliche Weise. Das zweite tolle Cardio-Workout ist Walken, vor allem wenn Sie dabei leichte Hanteln in den Händen halten. Wenn Sie die Arme beim Walken schwingen, kräftigen Sie gleichzeitig die Muskulatur.

**Frage**: Bekomme ich dicke, muskulöse Arme, wenn ich Gewichte hebe?

**Antwort**: Nicht auf die Art, wie wir in diesem Buch Übungen durchführen. Ehrlich gesagt, müssten Sie auf eine spezielle Weise trainieren, um Muskelpakete an den Armen zu bekommen. In diesem Buch benutzen wir nur leichte Gewichte, für viele Übungen sogar einfach nur unser eigenes Körpergewicht. Die Antwort lautet also, dass man keine übermäßig muskulösen, sondern schlanke, definierte Arme bekommt, wenn man leichte Hanteln und das eigene Körpergewicht benutzt.

# MESSEN SIE IHREN FORTSCHRITT

### Armfitness

Es ist gut, zu messen, wie sehr sich die Muskelkraft und -ausdauer Ihrer Arme im Laufe der Zeit verbessert. Ich empfehle, dass Sie die „Liebe-deine-Arme-Liegestütze" (siehe S. 124) alle zwei Wochen durchführen. Machen Sie so viele wie möglich und schreiben Sie sich die Zahl auf, denn Sie sollten feststellen, dass Sie alle zwei Wochen mehr schaffen.

### Armmaße

Sie werden merken, dass sich die Form Ihrer Arme verändert, dass sie an Umfang verlieren und die Muskeln kräftiger werden. Dies kann auch gemessen werden.

Legen Sie etwa eine Handbreit von der Schulter entfernt ein Maßband um Ihren rechten Oberarm und notieren Sie sich das Maß. Messen Sie den Umfang alle zwei Wochen an derselben Stelle.

# SCHÖNHEITSTIPP FÜR DIE ARME

Jetzt, da Sie so hart gearbeitet haben, um Ihre Arme in Form zu bringen und zu definieren, und bereit sind, die Strickjacke auszuziehen und Ihre schlanken Arme zu präsentieren, probieren Sie doch einmal mein Do-it-yourself-Peeling für samtweiche Arme aus.

### Zutaten:
Natives Olivenöl
Zucker
Ein paar Tropfen Lavendelöl

Geben Sie einen Esslöffel Olivenöl, einen Teelöffel Zucker und ein paar Tropfen Lavendelöl in eine kleine Schüssel. Vermischen Sie die Zutaten und tragen Sie sie anschließend auf die Arme auf. Beginnen Sie an den Händen und massieren Sie das Peeling bis zum obersten Punkt Ihrer Arme ein. Lassen Sie es 10 Minuten lang einwirken, waschen Sie es dann sanft ab und tupfen Sie die Arme trocken.

Sie werden dadurch samtweiche Haut bekommen und Ihre Arme noch mehr lieben.

# 9

# Rücken

# 9. Rücken

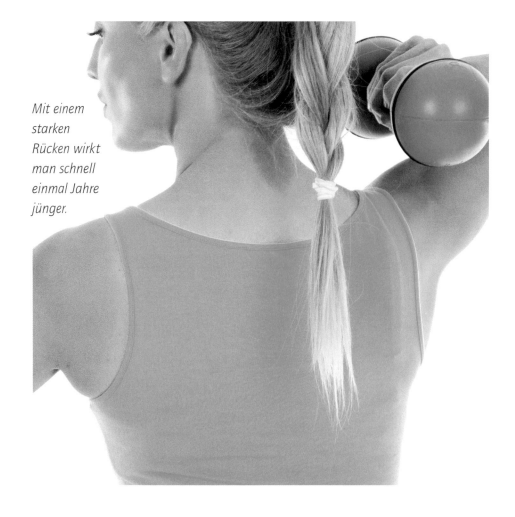

Mit einem starken Rücken wirkt man schnell einmal Jahre jünger.

Unsere Rücken werden oft überbeansprucht, vernachlässigt und großem Druck ausgesetzt, wenn wir viel Zeit damit verbringen, am Computer zu arbeiten. Sogar einfache Dinge wie Autofahren können den Rücken stark in Mitleidenschaft ziehen. Daher ist es so wichtig, dass dieser Bereich trainiert und stark ist, damit wir – wie lange wir auch vorm Computer sitzen – trotzdem einen gesunden Rücken haben.

Ein starker Rücken sorgt nicht nur für eine perfekte, elegante Haltung, sondern lässt Sie auch schlanker und größer erscheinen. Und denken Sie daran, je besser Ihre Muskeln ausgebildet sind, desto mehr Kalorien verbrennen Sie. Wenn Sie also die Rückenübungen machen, trägt es nicht nur dazu bei, dass Ihr Rücken schön geformt ist, sondern auch dazu, Ihren Kalorienverbrauch zu erhöhen!

Im Rücken befinden sich viele große Muskelgruppen, zum Beispiel der **M. trapezius,** der wie der **M. deltoideus** und die **Mm. rhomboidei** im oberen Rücken zu finden ist. Im mittleren Rücken ist der große Muskel, der als **M. latissimus dorsi** bezeichnet wird. Ein weiterer wichtiger Rückenmuskel ist der **M. erector spinae,** der zu beiden Seiten der Wirbelsäule verläuft. Wenn Sie diese Muskeln trainieren und kräftigen, schützen Sie nicht nur Ihre Wirbelsäule, sondern haben auch den positiven Nebeneffekt, Ihr Gleichgewicht und Ihre Flexibilität zu verbessern. Je kräftiger Ihr Rücken ist, desto mehr wird außerdem Ihre Brust angehoben, was wiederum Ihre Brüste strafft, wodurch Sie eine weiblichere Figur bekommen.

## DIE VORTEILE, DIESEN BEREICH ZU TRAINIEREN

○ Sie werden eine bessere Körperhaltung bekommen.

○ Ihr Rücken wird stärker werden.

○ Sie werden Ihren Kalorienverbrauch erhöhen.

○ Sie werden Rückenfett loswerden.

○ Sie werden unheimlich selbstbewusst aussehen.

Als Cardio-Training empfehle ich Schwimmen, weil dies eine der besten Möglichkeiten ist, den Rücken und Rumpf zu kräftigen, zu formen und zu definieren, und es beansprucht außerdem die Po- und Unterschenkelmuskulatur. Auf Seite 154 finden Sie das Ganzkörper-Schwimm-Workout.

# 10 KRÄFTIGUNGSÜBUNGEN FÜR DEN RÜCKEN

Für jede Übung ist eine Anzahl von Wiederholungen (das heißt, wie oft Sie diese Übung durchführen sollten) sowie eine Anzahl von Durchgängen angegeben. Da Sie jede Woche fitter werden, können Sie das Training anpassen. Machen Sie in der ersten Woche zum Beispiel die für Anfänger empfohlene Anzahl, in der nächsten Woche die für Fortgeschrittene und in der letzten Woche die für Erfahrene.

Neben der Bezeichnung einer jeden Übung stehen außerdem Sterne, die Ihnen anzeigen, wie schwer diese Übung ist:

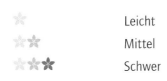

Leicht

Mittel

Schwer

9

## Rückenheben ✲✿

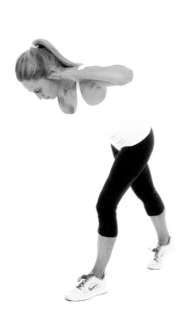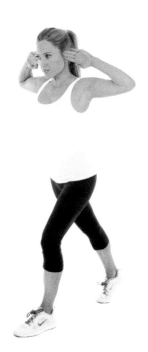

**Schritt 1**: Gehen Sie in Schrittstellung. Die Füße sind hüftbreit auseinander, die Arme gebeugt und die Fingerspitzen neben dem Kopf. Beugen Sie den Oberkörper ab der Hüfte nach vorn und ziehen Sie dabei den Bauch ein.

**Schritt 2**: Heben Sie den Oberkörper in eine aufrechte Position. Nutzen Sie dafür die Bauchmuskulatur. Halten Sie diese Position und senken Sie den Oberkörper dann langsam wieder in die Ausgangsposition. Wiederholen Sie diese Bewegung. Der Bauch bleibt dabei eingezogen.

| | |
|---|---|
| Anfängerin: | 8 Wiederholungen, 2 Durchgänge |
| Fortgeschrittene: | 10 Wiederholungen, 3 Durchgänge |
| Erfahrene: | 14 Wiederholungen, 3 Durchgänge |

## Die Flügel spreizen ✿✿

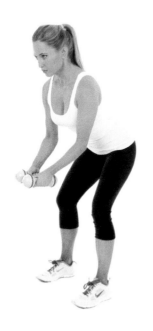 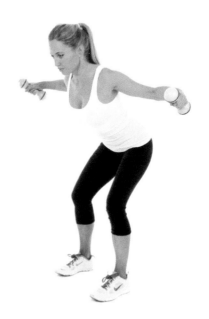

**Schritt 1**: Sie starten im Stand. Beugen Sie die Knie leicht, stellen Sie die Füße hüftbreit auseinander und lehnen Sie sich leicht nach vorn. Halten Sie die Hanteln nebeneinander vor sich und spannen Sie die Bauchmuskulatur an.

**Schritt 2**: Heben Sie nun beide Arme zur Seite und stellen Sie sich vor, Sie würden versuchen, die Schulterblätter zusammenzudrücken. Lassen Sie die Ellbogen dabei leicht gebeugt. Halten Sie diese Position und senken Sie die Arme dann wieder in die Ausgangsposition.

| | |
|---|---|
| Anfängerin: | 8 Wiederholungen, 2 Durchgänge |
| Fortgeschrittene: | 10 Wiederholungen, 3 Durchgänge |
| Erfahrene: | 16 Wiederholungen, 3 Durchgänge |

## Bye-bye Rückenfett

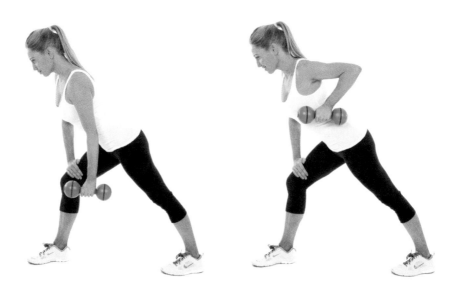

**Schritt 1**: Gehen Sie in eine tiefe Schrittstellung. Legen Sie eine Hand auf das gebeugte Bein und strecken Sie das andere Bein ganz gerade nach hinten. Der andere Arm hängt seitlich am Körper. In dieser Hand halten Sie die Hantel so, dass die Handfläche nach innen zeigt.

**Schritt 2**: Beugen Sie den gestreckten Arm kontrolliert und heben Sie das Gewicht zur Schulter. Halten Sie diese Position kurz und senken Sie den Arm dann langsam wieder. Machen Sie erst mit einem Arm die angegebene Anzahl an Wiederholungen, bevor Sie den Arm wechseln.

| | |
|---|---|
| Anfängerin: | 10 Wiederholungen, 3 Durchgänge |
| Fortgeschrittene: | 12-14 Wiederholungen, 3 Durchgänge |
| Erfahrene: | 20 Wiederholungen, 3 Durchgänge |

## Pfeil und Bogen ✿❀

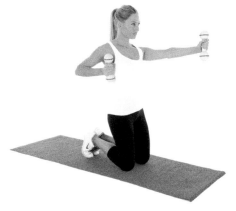

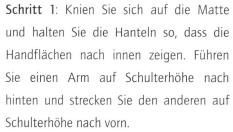

**Schritt 1**: Knien Sie sich auf die Matte und halten Sie die Hanteln so, dass die Handflächen nach innen zeigen. Führen Sie einen Arm auf Schulterhöhe nach hinten und strecken Sie den anderen auf Schulterhöhe nach vorn.

**Schritt 2**: Wechseln Sie die Arme nun und stellen Sie sich vor, Sie würden Pfeil und Bogen benutzen. Spannen Sie dabei die

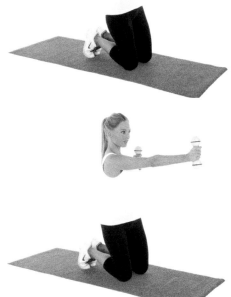

Bauchmuskulatur an. Halten Sie die Position ein oder zwei Sekunden lang und kehren Sie dann in die Ausgangsposition zurück. Wenn Sie Knien unangenehm finden, können Sie diese Übung auch im Stehen machen.

| | |
|---|---|
| Anfängerin: | 14 Wiederholungen, 2 Durchgänge |
| Fortgeschrittene: | 18 Wiederholungen, 2 Durchgänge |
| Erfahrene: | 20 Wiederholungen, 3 Durchgänge |

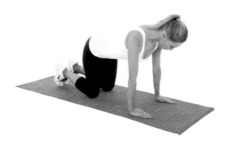

## Superwoman

**Schritt 1**: Gehen Sie auf der Matte in den Vierfüßlerstand. Achten Sie darauf, dass sich die Hände direkt unter den Schultern und die Knie unter der Hüfte befinden.

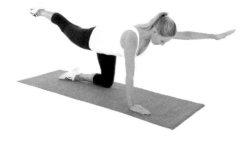

**Schritt 2**: Halten Sie Ihre Hüfte ruhig, indem Sie die Bauchmuskulatur anspannen. Strecken Sie langsam einen Arm und das gegenüberliegende Bein gleichzeitig, sodass Sie eine gerade Linie bilden. Halten Sie diese Position und senken Sie Arm und Bein anschließend wieder in die Ausgangsposition. Wechseln Sie nach jeder Wiederholung die Seite, bis Sie die angegebene Anzahl erreicht haben.

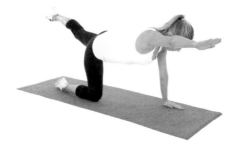

Anfängerin:          8 Wiederholungen, 2 Durchgänge
Fortgeschrittene:   10 Wiederholungen, 3 Durchgänge
Erfahrene:           20 Wiederholungen, 3 Durchgänge

Anheben für eine perfekte Haltung

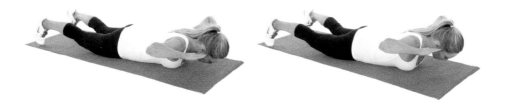

**Schritt 1**: Legen Sie sich bäuchlings auf die Matte, beugen Sie die Arme und führen Sie sie zur Seite, sodass die Fingerspitzen neben den Ohren sind.

**Schritt 2**: Heben Sie ganz langsam Kopf und Schultern an (aber nicht zu hoch). Halten Sie diese Position und kehren Sie dann langsam in die Ausgangsposition zurück. Der Umfang dieser Bewegung ist nur sehr gering. Konzentrieren Sie sich darauf, sie langsam auszuführen.

| | |
|---|---|
| Anfängerin: | 10 Wiederholungen, 2 Durchgänge |
| Fortgeschrittene: | 12 Wiederholungen, 3 Durchgänge |
| Erfahrene: | 20 Wiederholungen, 3 Durchgänge |

## Schwimm die Pfunde runter ✻✿

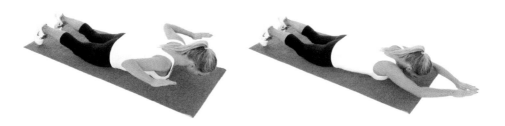

**Schritt 1**: Legen Sie sich bäuchlings auf die Matte und heben Sie Kopf und Brust leicht an. Beugen Sie die Arme und halten Sie sie neben dem Körper. Die Handflächen zeigen nach unten.

**Schritt 2**: Kopf und Brust bleiben angehoben. Strecken Sie die Arme nach vorn, als würden Sie schwimmen. Führen Sie sie dann wieder in die Ausgangsposition. Wiederholen Sie die Bewegung.

| | |
|---|---|
| Anfängerin: | 8 Wiederholungen, 2 Durchgänge |
| Fortgeschrittene: | 10 Wiederholungen, 3 Durchgänge |
| Erfahrene: | 20 Wiederholungen, 3 Durchgänge |

## Rückenformer ✳✿✿

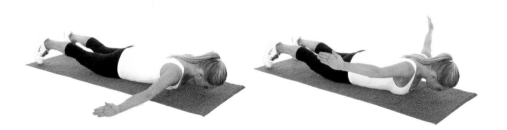

**Schritt 1**: Legen Sie sich bäuchlings auf die Matte und strecken Sie die Arme zur Seite, sodass Hände und Schultern eine Linie bilden, die Handflächen nach vorn und die Daumen zur Decke zeigen.

**Schritt 2**: Heben Sie nun beide Arme nach oben und zur Seite, indem Sie die Schulterblätter zusammendrücken. Halten Sie diese Position und senken Sie die Arme dann langsam wieder in die Ausgangsposition.

| | |
|---|---|
| Anfängerin: | 6 Wiederholungen, 2 Durchgänge |
| Fortgeschrittene: | 10 Wiederholungen, 3 Durchgänge |
| Erfahrene: | 16 Wiederholungen, 3 Durchgänge |

Weg mit den BH-Beulen ✻❀

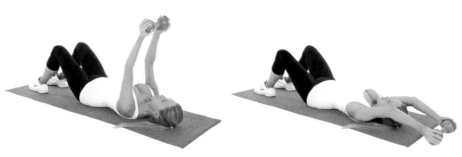

**Schritt 1**: Legen Sie sich auf den Rücken, beugen Sie die Knie und stellen Sie die Füße flach auf den Boden. Halten Sie die Hantel direkt über sich und spannen Sie die Bauchmuskulatur an.

**Schritt 2**: Führen Sie nun das Gewicht langsam nach hinten zum Boden. Halten Sie diese Position und heben Sie es anschließend wieder nach oben in die Ausgangsposition. Spannen Sie die Bauchmuskulatur dabei stets an.

| | |
|---|---|
| Anfängerin: | 8 Wiederholungen, 2 Durchgänge |
| Fortgeschrittene: | 10 Wiederholungen, 3 Durchgänge |
| Erfahrene: | 16 Wiederholungen, 3 Durchgänge |

## Mit den Armen gehen

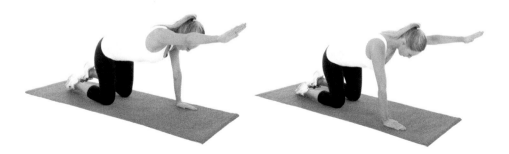

**Schritt 1**: Knien Sie sich auf die Matte, sodass die Hüfte direkt über den Knien ist, strecken Sie einen Arm gerade nach vorn und stellen Sie den anderen fest auf den Boden.

**Schritt 2**: Führen Sie nun den nach vorn gestreckten Arm zum Boden und heben Sie den anderen Arm. Ziehen Sie dabei den Bauch ein. Wechseln Sie immer wieder den Arm, bis Sie die angegebene Anzahl an Wiederholungen erreicht haben.

| | |
|---|---|
| Anfängerin: | 10 Wiederholungen, 2 Durchgänge |
| Fortgeschrittene: | 14 Wiederholungen, 3 Durchgänge |
| Erfahrene: | 20 Wiederholungen, 3 Durchgänge |

# HÄUFIG GESTELLTE FRAGEN: RÜCKEN

**Frage**: Gibt es eine Möglichkeit, wie ich das Fett am Rücken loswerden kann, das über den BH quillt?

**Antwort**: Ja. Wie jeder Körperteil kann auch der Rücken überschüssiges Körperfett speichern, aber wenn Sie, wie ich in diesem Buch empfehle, eine Kombination aus Cardio-Training und dem Krafttraining für den Rücken machen, werden Sie merken, dass diese Fettpolster schnell verschwinden.

**Frage**: Ich spiele Tennis. Gibt es gute Übungen für den Rücken, mit denen ich meinen Schwung verbessern kann?

**Antwort**: Ja, besonders gut eignet sich der „Rückenformer". Diese Übung beansprucht nicht nur den M. latissimus dorsi, der am Schwung beteiligt ist, sondern erhöht auch die Flexibilität des Brustbereichs. Dadurch haben Sie einen großen Bewegungsumfang beim Schwung – und auch mehr Power.

**Frage**: Vor einer Weile habe ich mir den Rücken verletzt. Deshalb möchte ich kein High-Impact-Aerobic (Aerobic mit hoher Intensität und Aufprallbelastung) machen. Welche Übungen würden Sie empfehlen, die den Rücken nicht so sehr belasten?

**Antwort**: Walking ist eine gute Wahl, weil es dabei weniger Aufprallbelastung gibt. Und Sie können dabei auf eine gute Körperhaltung achten. Ich würde auch empfehlen, es auf einem ebenen Untergrund durchzuführen und nicht querfeldein zu gehen. Ein unebener Boden kann für die Gelenke unangenehm sein und als Folge den Rücken belasten. Andere rückenfreundliche Sportarten sind Schwimmen und sogar sanftes Rudern, solange Sie die Technik richtig ausführen.

## MESSEN SIE IHREN FORTSCHRITT

### Rückenfitness

Sie werden feststellen, dass Ihr Rücken jede Woche stärker wird und Sie mehr Wiederholungen von jeder Übung schaffen. Um die Kraft Ihres Rückens zu bestimmen, probieren Sie

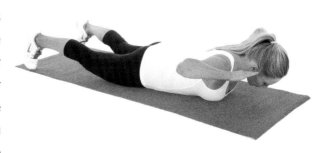

einmal, wie oft Sie das „Anheben für eine perfekte Haltung" machen können, bis es für den Rücken anstrengend wird. Notieren Sie sich die Zahl und führen Sie den Test alle zwei Wochen erneut durch.

### Rückenmaße

Die Rückenmuskulatur wird schnell kräftiger, wenn Sie diese Übungen durchführen, und Sie werden tolle Ergebnisse erzielen, vor allem wenn Sie auf eine gesunde Ernährung achten und auch Cardio-Training machen. Um den Rücken zu messen, legen Sie ein Maßband etwa 2 cm unter der Achsel an und wickeln Sie es horizontal um sich. Notieren Sie sich das Maß und wiederholen Sie die Messung alle zwei Wochen.

## SCHÖNHEITSTIPP FÜR DEN RÜCKEN

Wenn wir ehrlich sind, ist es ziemlich schwierig, eine meiner selbstgemachten Cremes in diesem Bereich aufzutragen. Daher sehen wir uns einen anderen tollen Tipp an, wie wir Ihren Rücken schön aussehen lassen können.

Sie benötigen ein paar kleine Aufkleber, die Ihnen als optische Erinnerungen dienen. Kleben Sie sie auf das Lenkrad, falls Sie Auto fahren, auf den Computer, den Badezimmerspiegel oder auch auf den Fernseher. Die Aufkleber brauchen nicht groß sein, aber ich möchte, dass Sie jedes Mal, wenn Sie sie sehen, sofort eine perfekte Körperhaltung einnehmen. Eine tolle Hilfe ist, sich vorzustellen, jemand hätte hinten einen Eiswürfel in Ihr Oberteil gesteckt, denn dann ziehen Sie sofort die Schultern nach hinten. Je öfter wir bewusst auf eine gute Haltung achten, desto eher behalten wir automatisch eine bessere Haltung bei.

9

# 10

# Cardio-Training

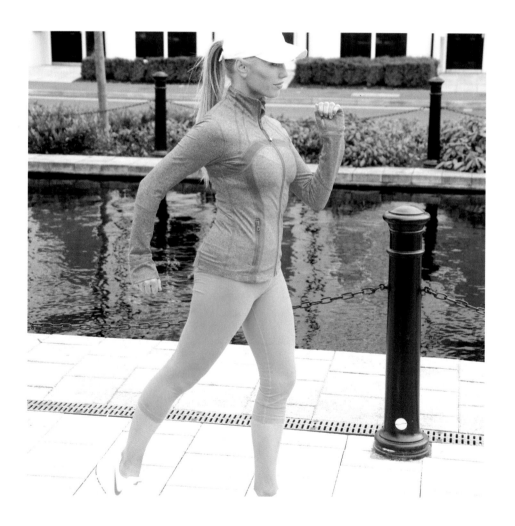

Als Ihre Trainerin möchte ich Ihnen mit all meinen Workouts, Apps und Büchern in erster Linie ERGEBNISSE liefern. Wenn Sie Cardio-Training machen, werden Sie schneller Ergebnisse erzielen. Falls Sie überschüssiges Körperfett haben, wird dies helfen, es schmelzen zu lassen, sodass Sie die darunter liegenden Muskeln sehen werden, die Sie durch die Übungen in diesem Buch aufgebaut und definiert haben.

Cardio-Training unterscheidet sich von Kraft- und Figurtraining. Cardio, auch bekannt als aerobes Training, lässt einfach das Herz eine gewisse Zeit lang schneller als gewöhnlich schlagen, was dazu beiträgt, dass Herz und Lunge gesund bleiben, den Blutdruck senkt, Stresslevel reduziert, uns hilft, fit zu bleiben, und uns positiv stimmt. Ein weiterer Vorteil von Cardio-Training, der die meisten Frauen motiviert, ist, dass wir durch sportliche Betätigung den **Wachstumshormonspiegel** erhöhen, der für pralle Haut und jugendliche Frische sorgt. Sport kann man also als die beste Anti-Aging-Behandlung ansehen, die man bekommen kann!

Ich habe vier verschiedene Cardio-Workouts entwickelt und bei jedem angegeben, welche Körperteile Sie damit besonders trainieren. Alle haben aber eine großartige Wirkung auf den Körper insgesamt. Sie können sich also immer aussuchen oder einfach ausprobieren, worauf Sie gerade Lust haben.

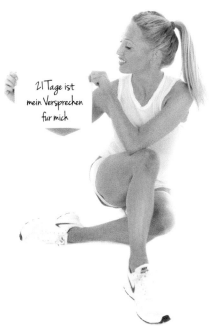

21 Tage ist
mein Versprechen
für mich

Es ist wichtig, dass Sie sich vor dem Training immer aufwärmen und alle Stretchingübungen auf den Seiten 32-34 durchführen und dass Sie sich nach dem Training wieder abwärmen und dehnen.

Ich empfehle Ihnen, 3 x pro Woche Cardio-Training zu machen, weil Sie dadurch auf einem guten Weg sind, Ihre Traumziele in 21 Tagen zu erreichen.

# POWER-WALKING-WORKOUT

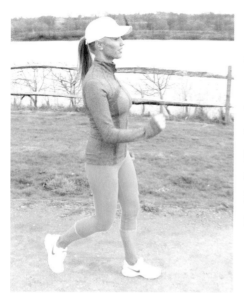

Power-Walking ist eine der Cardio-Einheiten, die ich am liebsten mache, weil es keine hohen Aufprallbelastungen beinhaltet, man damit aber tolle Ergebnisse erzielen kann. Power-Walking bedeutet, einfach etwas schneller als gewöhnlich zu gehen, und wenn man schneller geht, setzt man automatisch die Arme stärker ein. Sie können dabei auch kleine Hanteln benutzen und gleichzeitig die Arme kräftigen.

## Ausführung

○ Achten Sie beim Walken auf eine gute Körperhaltung.

○ Spannen Sie die Bauchmuskulatur an.

○ Die Hüften zeigen beim Walken nach vorn.

○ Setzen Sie beim Walken zuerst die Ferse auf und rollen Sie dann über die Zehen ab.

○ Wärmen Sie sich immer auf und dehnen Sie sich.

# 16-MINUTEN-FETTKILLER-POWER-WALK

Wir werden uns drei verschiedene Schritte ansehen, die alle einen bestimmten Bereich beanspruchen. Der erste besteht einfach aus **Power-Walking**. Der zweite ist der **Po- und Oberschenkelschritt,** der Po und Oberschenkel gezielter trainiert. Dazu machen Sie schnelles Power-Walking und legen dabei die Arme überkreuzt auf die Brust (das bedeutet, dass Sie den Unterkörper stärker beanspruchen, weil die Leistung ausschließlich aus den Beinen kommt, während die Arme durch das Vor- und Zurückschwingen normalerweise auch zu einer schnelleren Vorwärtsbewegung beitragen). Sie können spüren, dass Po, Bauchmuskulatur und Oberschenkel härter arbeiten. Konzentrieren Sie sich darauf, eine gute Körperhaltung beizubehalten, und dass sich die Schultern in einer Linie über der Hüfte befinden.

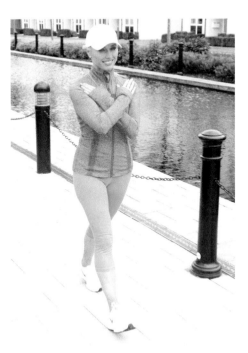

10

Die dritte Schrittvariante ist der **Armformer.** Dazu machen Sie wieder schnelles Power-Walking, achten diesmal aber darauf, die Arme stark einzusetzen. Je schneller sich die Arme bewegen, desto schneller walken Sie. Sie werden also sofort feststellen, dass Sie schneller gehen und sich Ihre Schritte bei zunehmender Geschwindigkeit leicht verkürzen.

### 16-Minuten-Fettkiller-Power-Walk

| 2 Minuten | schnelles Power-Walking |
| 1 Minute | Po- und Oberschenkelschritt |
| 1 Minute | Armformerschritt |

Wiederholen Sie diese Abfolge insgesamt 4 x.

# SCHWIMMWORKOUT

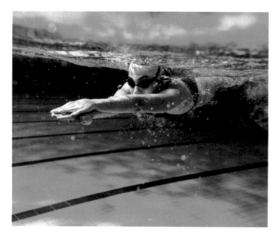

Schwimmen ist eine tolle Methode, den gesamten Körper zu kräftigen, ohne die Gelenke zu belasten. Dieses Workout im Wasser passt zu jedem Fitnesslevel und hilft, Körperfett abzubauen. Ich habe dieses Workout als Ganzkörper-Kräftigungstraining entwickelt, aber Sie können auch einfach nur 20 Minuten lang mit Ihren Lieblingsstilen schwimmen.

## Ausführung

○ Führen Sie jede Bewegung und jeden Stil mit der richtigen Technik aus.

○ Wärmen Sie sich vor dem Training immer auf und wärmen Sie sich hinterher ab.

## Ganzkörper-Schwimm-Workout

○ Starten Sie am flachen Ende, wo Sie bis zur Brust im Wasser stehen. Gehen Sie 6 x der Breite des Beckens nach von einer Seite zur anderen.

○ Schwimmen Sie nun sechs Bahnen der Länge des Beckens nach (idealerweise im Kraulstil).

○ Gehen Sie dann 4 x am flachen Ende hin und her.

○ Schwimmen Sie anschließend vier Bahnen (idealerweise Brustschwimmen).

○ Gehen Sie 2 x am flachen Ende hin und her.

○ Schwimmen Sie zum Abschluss zwei Bahnen (idealerweise Rückenschwimmen).

**Hinweis:** Sie können den Schwimmstil wählen, bei dem Sie sich am wohlsten fühlen. Ich habe hier lediglich Vorschläge gemacht. Sie können gerne bei Ihrem Lieblingsstil bleiben.

# LAUFWORKOUT

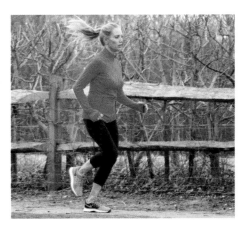

Laufen ist ein tolles Herz-Kreislauf-Training und kann schnell Kalorien verbrennen. Es ist auch eine großartige Methode, um Stress abzubauen. Laufen bringt den ganzen Körper in Form und hilft mit Sicherheit, überschüssiges Bauchfett loszuwerden. Sie können entweder bei Ihrem normalen Lauftraining bleiben oder das hochintensive Intervalltraining ausprobieren, das aus meinem Buch *HIIT* stammt. Bei dieser Variante wird die Laufgeschwindigkeit kurzzeitig erhöht. Diese kurzen Zwischenspurts mit hoher Intensität kurbeln die Kalorienverbrennung an und steigern die Fitness.

### Ausführung

- Laufen Sie immer mit sauberer Technik.
- Versuchen Sie, die Brust zu öffnen und die Schultern nach hinten zu ziehen.
- Vermeiden Sie, die Finger zu Fäusten zu ballen, und landen Sie sanft.
- Wärmen Sie sich immer auf und laufen Sie sich aus.

### 15-Minuten-HIIT-Lauf

- Laufen Sie zwei Minuten und 30 Sekunden lang mit normaler Geschwindigkeit.
- Sprinten Sie 20 Sekunden lang so schnell wie möglich.
- Joggen Sie langsam 10 Sekunden lang.
- Wiederholen Sie diese Abfolge insgesamt 5 x.

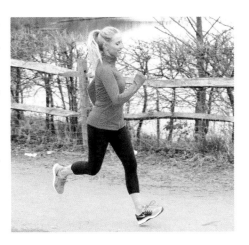

## TREPPENWORKOUT

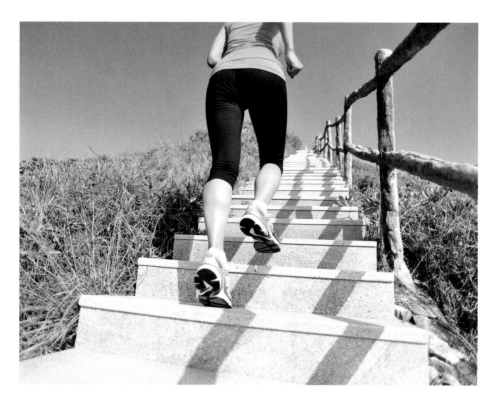

Stufen oder Treppen sind ein tolles Hilfsmittel, um den Po zu straffen und zu formen. Sie können dies entweder zu Hause machen oder nach draußen gehen, um eine gute Treppe zu finden. Beim Treppensteigen erhöht sich auch die Herzfrequenz. Sie bekommen also gleichzeitig ein gutes Cardio-Training.

### Ausführung

- Stellen Sie immer sicher, dass Ihre Füße fest auf der Stufe stehen.
- Vermeiden Sie Stufen mit rutschiger Oberfläche und nicht sichere Treppen.
- Achten Sie beim Treppensteigen auf eine gute Körperhaltung.
- Wärmen Sie sich vor dem Training immer auf und wärmen Sie sich hinterher ab.
- Suchen Sie eine Treppe mit mindestens 10 Stufen.

# 10-STUFEN-ZUR-PERFEKTEN-FIGUR-WORKOUT

1.  Laufen Sie die Treppe von unten bis zur 10. Stufe hoch und gehen Sie dann langsam wieder nach unten.

2.  Machen Sie unten 10 Kniebeugen; siehe Seite 67.

3.  Laufen Sie bis zur achten Stufe hoch und gehen Sie dann langsam wieder nach unten.

4.  Machen Sie unten acht Kniebeugen.

5.  Laufen Sie bis zur sechsten Stufe hoch und gehen Sie dann langsam wieder nach unten.

6.  Machen Sie unten sechs Kniebeugen.

7.  Laufen Sie bis zur vierten Stufe hoch und gehen Sie dann langsam wieder nach unten.

8.  Machen Sie unten vier Kniebeugen.

9.  Laufen Sie bis zur zweiten Stufe hoch und gehen Sie dann langsam wieder nach unten.

10. Machen Sie unten zwei Kniebeugen.

10

# TEIL 3

## 11

## Ernährung

Was ist eine gesunde, natürliche Ernährung?

Rezepte

Einkaufszettel

*Essen muss man genießen, und die richtigen Nahrungsmittel zu sich zu nehmen, ist*
*wie ein Kuraufenthalt, weil man den Körper von innen verwöhnt.*

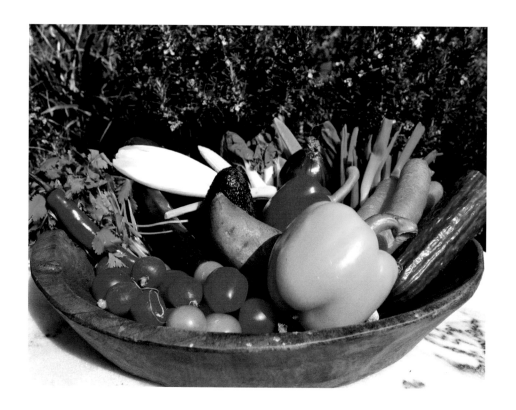

## WAS IST EINE GESUNDE, NATÜRLICHE ERNÄHRUNG?

Was genau ist eine natürliche und gesunde Ernährung? Ich meine damit, dass wir einfach verarbeitete Lebensmittel vermeiden und uns so natürlich ernähren, wie die Natur es vorgesehen hat, statt auf Lebensmittel zurückzugreifen, die voller Chemikalien und Konservierungsstoffe stecken, die Hersteller letztendlich nur nutzen, um auf Kosten Ihrer Gesundheit dicke Profite einzustreichen. Diese Lebensmittel sollen ansprechend aussehen, länger haltbar sein und Ihre Geschmacksknospen begeistern. Wären wir aber so versucht, diese verarbeiteten Nahrungsmittel, Gerichte, Snacks, Getränke oder Zerealien zu uns zu nehmen, wenn wir wüssten, welchen Schaden sie in unserem Körper anrichten können und welche Auswirkungen sie auf unser Gewicht, unsere Gesundheit und Energie und darauf, wie schnell wir altern, haben können?

Die gute Nachricht ist, dass Sie bei einer gesunden, natürlichen Ernährung immer noch so viele köstliche Lieblingsgerichte, Snacks oder Leckereien essen können, wie Sie möchten.

Es geht doch nichts über selbstgekochtes Essen. Ich habe wunderbare Erinnerungen an die leckeren Snacks, die meine Mutter für meine Schwester und mich zubereitet hat, als wir Kinder waren. Wir haben auf dem Land gelebt und meine Mutter hat all die Lebensmittel verwendet, die wir dort angebaut haben. Weil sie eine großartige Künstlerin ist, zeigt sich ihre Kreativität bei allem, was sie tut. Das Essen schmeckte also nicht nur gut, sondern sah auch ganz bunt und ansprechend aus. Meine Schwester hat dieses Talent von meiner Mutter geerbt. Sie ist eine unglaubliche Köchin und hat als Mutter von vier Kindern mit verschiedenen Lebensmittelallergien den Brauch fortgeführt, selbst gesunde Mahlzeiten zu kochen, was uns nur guttun kann.

In diesem Kapitel möchte ich Ihnen ein paar meiner Lieblingsgerichte vorstellen, die einfach zuzubereiten sind, voll Gutem stecken und so lecker aussehen, wie sie schmecken. Ein letzter Vorteil ist, dass jedes einzelne dieser köstlichen Gerichte Ihren Körper mit vielen Nährstoffen versorgen wird.

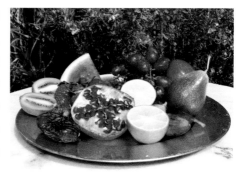

## REZEPTE

Beginnen wir mit dem dekadenten Frühstück, das ich am liebsten mag.

### Super-Antioxidantien-Frühstück

Chia-Samen-Himbeer-Marmelade mit Feigen, einem knackigen Apfel-und-Zimt-Dip, dazu Limettenwasser zur Entschlackung – das ist eines der reinsten und gesündesten Frühstücke, mit denen Sie in den Tag starten können.

Und hier die Gründe, warum dieses Frühstück eines der besten ist und problemlos den ersten Platz im Wettbewerb der gesündesten Frühstücke belegen könnte.

Erstens wird es mit **Chia-Samen** zubereitet, die ein sogenanntes **Superfood** sind, denn diese winzig kleinen schwarzen Samen stecken voller Nährstoffe, die das Gehirn und den Körper unterstützen. Das Wort **Chia** stammt aus der Sprache der alten Maya und bedeutet **Kraft.**

Die Samen enthalten viel Protein (machen also lange satt), viele Antioxidantien (verlangsamen den Alterungsprozess) und viele Omega-3-Fettsäuren, was Ihr Herz gesund erhält. Das war aber noch nicht alles – sie enthalten auch viel Kalzium, was dazu beiträgt, Ihre Knochen stark zu erhalten und Osteoporose vorzubeugen. Und das Beste ist, man kann sie leicht zubereiten und in vielen verschiedenen Varianten essen.

Frische Feigen sind eine leckere Zutat für dieses Frühstück und liefern eine riesige Menge an Antioxidantien, nämlich die Anti-Aging-Vitamine A, E und K, die den Körper auch vor Krankheiten schützen.

Lassen Sie uns den Apfel nicht vergessen, der viel Vitamin C enthält, sowie das Protein im Frischkäse und den Zimt, der hilft, Ihren Stoffwechsel zu stimulieren, und den Kalorienverbrauch leicht erhöht.

Limetten enthalten viel Vitamin A und Kalzium. Wenn Sie dies morgens zum Frühstück trinken, bekommen Sie also eine extra Vitamindosis.

*Gut für Haut, Herz, Gewichtsreduktion und Anti-Aging.*

**Zutaten:**

4 frische Feigen

1 Esslöffel Chia-Samen

150 ml ungesüßten
Himbeersaft

1 Esslöffel fettarmen
Frischkäse

1 Apfel

1 Prise Zimt

1 Limette

Mineralwasser

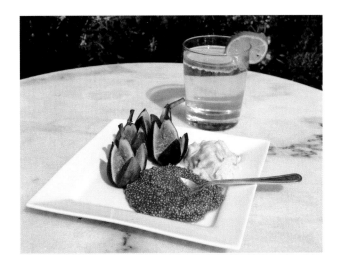

Um die Chia-Samen-Marmelade herzustellen (Sie werden nicht glauben, wie einfach das ist), müssen Sie die Chia-Samen einweichen. Ich mache das über Nacht. Lassen Sie die Chia-Samen in einem Glas mit Himbeersaft einweichen. Über Nacht nehmen sie den Saft auf, werden dicker und weicher.

Schneiden Sie den Apfel auf und entfernen Sie das Kerngehäuse. Schneiden Sie ihn anschließend in kleine Stücke und vermischen Sie ihn mit dem Frischkäse. Geben Sie eine Prise Zimt hinzu und vermischen Sie die Zutaten gründlich. Legen Sie die gewaschenen, in Stücke geschnittenen Feigen auf einen Teller und fügen Sie die Apfel-Käse-Mischung und schließlich die leckere Chia-Samen-Marmelade hinzu. Trinken Sie dazu das Limettenmineralwasser.

Dieses Frühstück steckt voller Nährstoffe und sollte Sie bis zur Mittagszeit satt machen – und Sie werden sich fantastisch fühlen.

## Einfacher, kalorienarmer, hydratisierender Zoodle-Salat

Dieser kleine – oder eher große – Salat ist unheimlich hydratisierend. Sie können ihn in Sekunden zubereiten und sein hoher Wassergehalt sorgt dafür, dass Ihr Körper genug Flüssigkeit erhält. Wenn Sie kreativ würzen, kann der Salat Ihnen außerdem das Wasser im Mund zusammenlaufen lassen. Der Vorteil dieses Gerichts ist, dass die Hauptzutaten, Zucchini und Gurke, reich an Vitamin K, Vitamin C und Ballaststoffen sind und Gurken zu über 90 % aus Wasser bestehen, wodurch Sie ausreichend Flüssigkeit aufnehmen und diese dazu beitragen, Giftstoffe im Körper zu beseitigen.

*Toll für Gewichtsreduktion und Haut.*

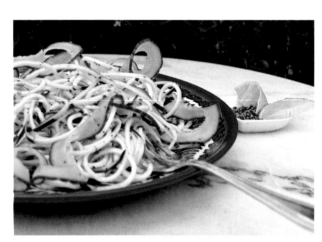

**Zutaten:**

1 Zucchini

¼ Gurke

1 Teelöffel Olivenöl

Gewürze

Zitronen- und Limettenscheiben

Ich habe einen Spiralschneider benutzt, um die Zucchini in das zu verwandeln, was ich als **Zoodle** bezeichne (Nudeln aus Zucchini), aber wenn Sie keinen haben, können Sie dafür auch eine Reibe oder einen Hobel nehmen. Den Spiralschneider habe ich auch für die Gurke benutzt, aber Sie können sie auch einfach reiben. Träufeln Sie ein bisschen Olivenöl darüber und pressen Sie frischen Zitronen- oder Limettensaft darüber aus. Würzen Sie den Salat anschließend. Sie können auch gekochte Garnelen oder Hähnchenbrust hinzufügen.

## In Schokolade getunkte Apfelstücke mit knusprigen Erdbeerstückchen

Schokolade ist meine Schwäche, und wo ein Wille ist, da ist ein Weg. So gönne ich sie mir am liebsten ohne Schuldgefühle: Weil ich nur ein Stückchen dunkle Schokolade nehme, kann ich sie entspannt genießen. Dunkle Schokolade ist sogar gut für uns! Sie kann die Durchblutung fördern und helfen, den Blutdruck zu senken. Das bedeutet aber nicht, dass wir uns jeden Tag eine ganze Tafel einverleiben sollten! Wenn man ein Stückchen Schokolade schmilzt und über Obst gibt, nimmt man nur eine kleine Menge, aber sie verteilt sich so gut, dass man das Gefühl hat, viel mehr zu essen, als man tatsächlich isst.

*Toll zur Stärkung des Immunsystems und der Herzgesundheit.*

**Zutaten:**

1 Stückchen dunkle
Schokolade
1 Apfel
1 Teelöffel getrocknete
Erdbeer- oder
Himbeerstückchen, wenn
Sie Himbeeren lieber
mögen

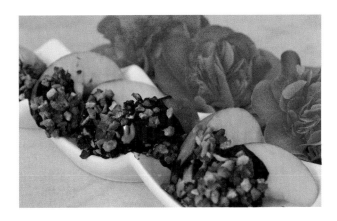

Waschen, entkernen und schneiden Sie den Apfel in Stücke. Schmelzen Sie ein Stückchen dunkle Schokolade. Geben Sie getrocknete Erdbeerstückchen (man erhält sie in den meisten Supermärkten) auf einen flachen Teller.

Wenn die Schokolade geschmolzen ist, tunken Sie jeweils ein Ende der Apfelstücke hinein und streuen Sie Erdbeerstückchen darüber. Stellen Sie die Apfelstücke in den Kühlschrank, um die Schokolade wieder fest werden zu lassen.

## Sexy Salsa- und Lachsdinner

Dieses Gericht musste ich einfach „sexy" nennen, weil es voller Zutaten steckt, die unglaubliche Effekte auf Ihr Aussehen haben werden. Das Gericht enthält viele Omega-3-Fettsäuren (der Lachs), die toll für die Haut sind; die guten Fette in der Avocado helfen außerdem, die Haut aufzupolstern, wodurch Fältchen reduziert werden; und die leckere Salsa enthält eine geheime Zutat, nämlich Granatapfel. Der Granatapfel schützt und stärkt die Hautzellen an der Oberfläche und regeneriert die Zellen in den tieferen Hautschichten. Machen Sie es sich also am frühen Abend gemütlich und lassen Sie sich dieses Essen schmecken. Seien wir ehrlich, es ist günstiger als eine Gesichtsbehandlung bei der Kosmetikerin und führt zu besseren Ergebnissen, weil wir die Haut von innen mit Nährstoffen versorgen und behandeln.

*Toll als Anti-Aging-Mittel und für die Herzgesundheit.*

**Zutaten:**

1 Lachsfilet
1 Bund Koriander
1 Apfel
1 kleine Avocado
1 kleine rote Zwiebel
¼ Gurke
Ein paar Kirschtomaten
Eine Handvoll
Granatapfelkerne

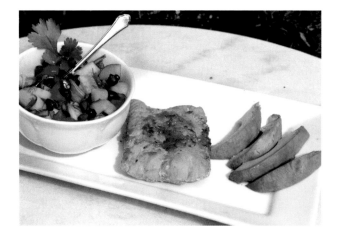

Backen Sie als Erstes den Lachs. Pinseln Sie ihn mit etwas Olivenöl ein, fügen Sie gehackte Chili und Koriander hinzu und backen Sie ihn für 10-12 Minuten bei 220 °C. Achten Sie darauf, dass der Lachs durchgegart ist. Schälen Sie die Avocado und schneiden Sie sie in Stücke.

Schneiden Sie für die Salsa die Zwiebel, die Kirschtomaten, die Gurke und den Apfel klein. Vermischen Sie alles und geben Sie etwas Balsamico-Essig darüber. Fügen Sie anschließend Korianderblättchen und Granatapfelkerne hinzu.

## Avocado-Hummus

D wie delikater Dip. Das ist einer der besten Dips, den man machen kann, und wieder sehr leicht zuzubereiten. Er enthält reine Zutaten. Sie können also dippen, so viel Sie wollen, weil Sie natürliche Lebensmittel zu sich nehmen. Sie können den Dip mit verschiedenen rohen Gemüsestäbchen essen, zum Beispiel mit Gurken-, Möhren- oder Selleriesticks, Blumenkohl- oder Brokkoliröschen, oder mit einem meiner Favoriten, roter Paprika. Rote Paprika sind bekannt dafür, sich positiv auf die Gesundheit auszuwirken.

*Toll für die Herzgesundheit und das Energielevel.*

**Zutaten:**

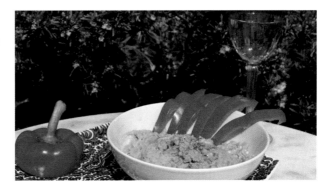

1 kleine Dose Kichererbsen

1 kleine Avocado

1 Teelöffel Olivenöl

1 Limette

Cayennepfeffer

Grobe schwarze

Pfefferkörner

Erhitzen Sie die Kichererbsen in einer Pfanne. Während sie kochen, schälen Sie die Avocado und entfernen den Kern. Geben Sie die Avocado in einen Mixer. Wenn die Kichererbsen gekocht sind, nehmen Sie sie vom Herd und lassen sie abtropfen. Geben Sie sie in den Mixer. Fügen Sie etwas Limettensaft und Öl hinzu und mixen Sie die Zutaten.

Füllen Sie den Dip in eine Schüssel, träufeln Sie etwas Öl darüber und würzen Sie ihn. Servieren Sie dazu das knackige Gemüse, das Sie am liebsten mögen.

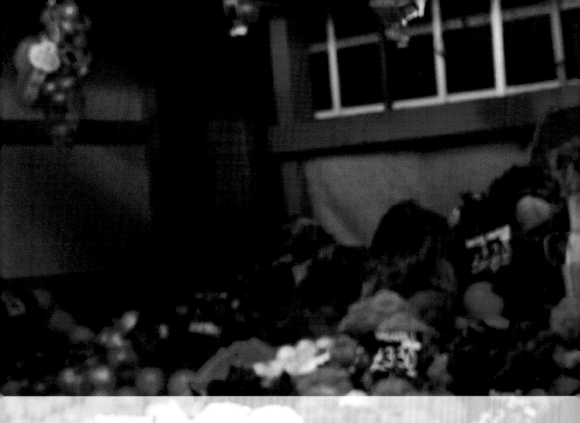

## EINKAUFSZETTEL

Schreiben Sie auf Ihren nächsten Einkaufszettel nur natürliche Lebensmittel. Hier ist ein Beispiel für einen supergesunden Einkaufszettel:

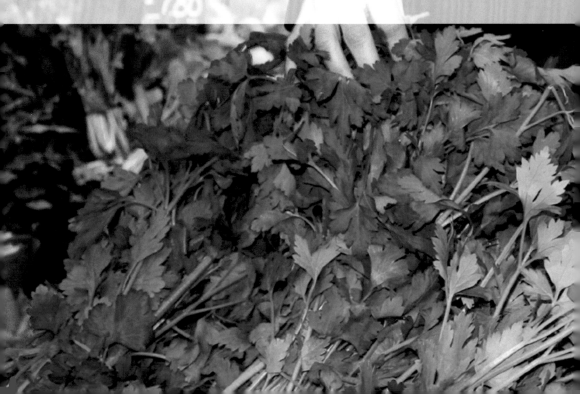

1 Bio-Hühnchen
Lachsfilet
Thunfisch (in Wasser)
Mageres Rinderhackfleisch
Putenhackfleisch
Frischer Fisch

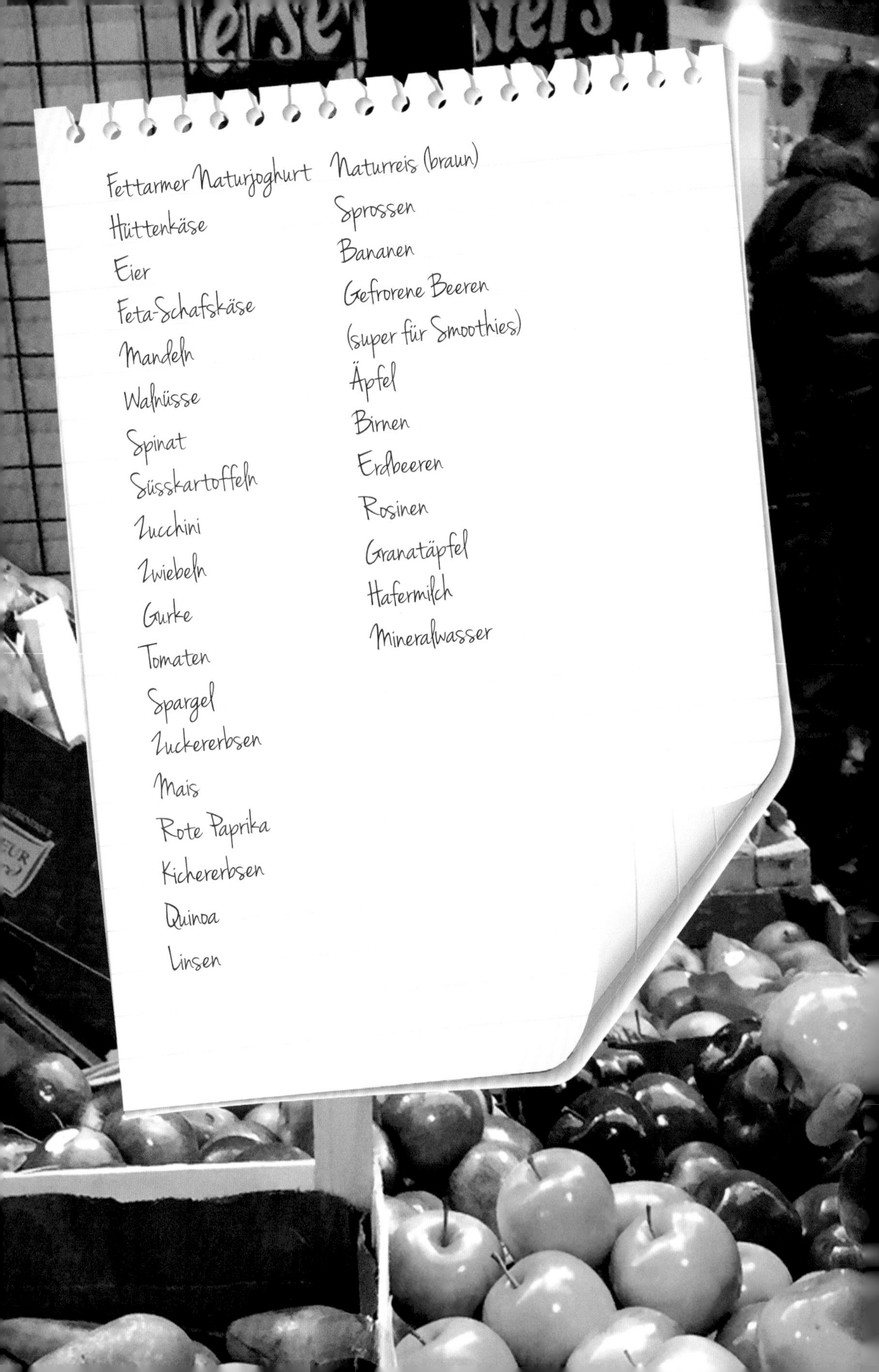

Fettarmer Naturjoghurt
Hüttenkäse
Eier
Feta-Schafskäse
Mandeln
Walnüsse
Spinat
Süsskartoffeln
Zucchini
Zwiebeln
Gurke
Tomaten
Spargel
Zuckererbsen
Mais
Rote Paprika
Kichererbsen
Quinoa
Linsen

Naturreis (braun)
Sprossen
Bananen
Gefrorene Beeren
(super für Smoothies)
Äpfel
Birnen
Erdbeeren
Rosinen
Granatäpfel
Hafermilch
Mineralwasser

Eine gute Faustregel für die Zubereitung von Lebensmitteln ist, bei einer der folgenden Methoden zu bleiben: Dampfgaren, Backen, Pochieren, Grillen oder Anbraten (mit ein bisschen Olivenöl).

Jedes Gericht und jeden Snack kann man am besten mit Kräutern und Gewürzen aufpeppen. Ob Sie frische Kräuter im Garten pflücken – heutzutage kann man auch wunderbare fertige Mini-Kräutergärten für die Fensterbank kaufen, sodass man auch eigene Kräuter haben kann, wenn man in einer Wohnung lebt – oder gute Gewürze kaufen –, die auch viele Mineralien enthalten und daher nicht nur viel zum Geschmack beitragen, sondern auch andere Vorteile bieten –, es lohnt sich, in Kräuter und Gewürze von guter Qualität zu investieren. Kleine Märkte sind eine der besten Anlaufstellen, wo man eine große Auswahl an natürlichen Zutaten erhält.

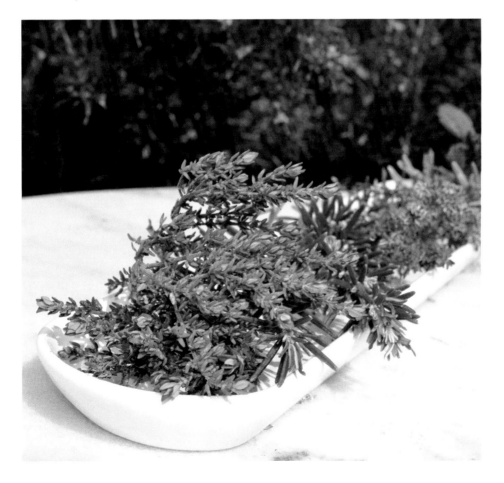

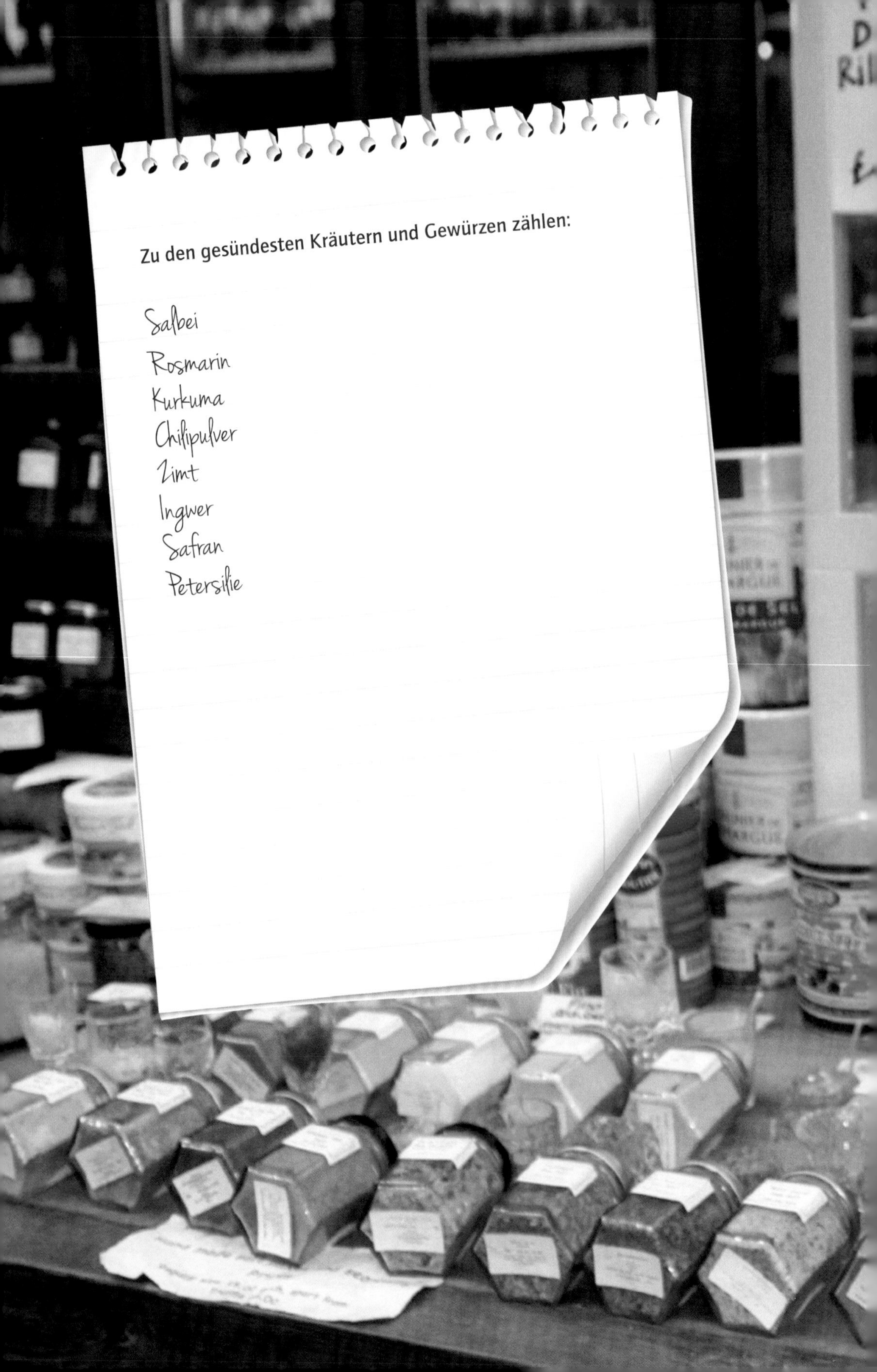

**Zu den gesündesten Kräutern und Gewürzen zählen:**

Salbei
Rosmarin
Kurkuma
Chilipulver
Zimt
Ingwer
Safran
Petersilie

Achten Sie darauf, viele leckere natürliche Lebensmittel zu sich zu nehmen.

Wie Sie sehen, können gesunde, natürliche Lebensmittel bunt, lecker und einfach zuzubereiten sein. Machen Sie es also nicht zu kompliziert und Sie werden so umwerfend aussehen und sich so gut fühlen wie nie zuvor.

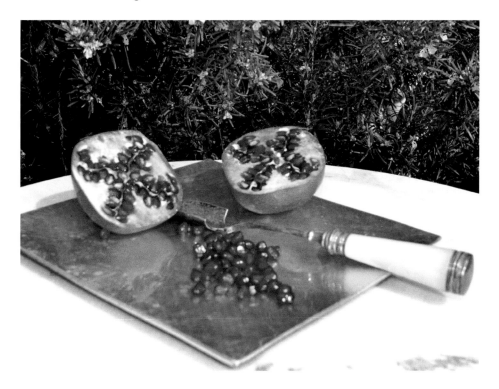

# 12

# Motivation

Ausreden haben keine Chancen

Für mich ist dies einer der wichtigsten Bestandteile jedes Fitness- und Ernährungs-
programms, denn unser Geist ist der Chef unseres Körpers und hat die Macht darüber, ob
wir aufspringen und unsere Sportschuhe anziehen wollen oder auf dem Sofa bleiben und
die falschen Lebensmittel essen. Wir müssen wissen, wie wir unseren Geist überzeugen
können, die Hürden zu bewältigen, die jedem von uns ab und zu im Weg stehen.

## AUSREDEN HABEN KEINE CHANCE

Zu Beginn werden in diesem Abschnitt die häufigsten Gründe aufgeführt, warum wir
Nein sagen und glauben, etwas nicht tun zu können. Wenn Sie also eines Tages eine
dieser Ausreden benutzen, um keinen Sport zu treiben, lesen Sie meine Lösung.

**Ausrede 1**: Heute habe ich keine Zeit.

**Meine Lösung**: Wie wäre es mit fünf Minuten? Ich bin mir sicher, dass Sie fünf Minuten
Zeit haben. Das sind nur 300 Sekunden! Denken Sie einfach daran, dass Ihre Ziele es wert
sind, Zeit dafür zu schaffen. Sie könnten nur einen Durchgang von Kräftigungsübungen
machen oder sich einen Wecker stellen und so viele Übungen wie möglich in einer
bestimmten Zeit machen.

**Ausrede 2**: Ich bin zu müde.

**Meine Lösung**: Diese zweithäufigste Ausrede ist mit Ironie verbunden, denn wenn Sie müde sind, werden Sie vom Herumsitzen nur noch müder – ob Sie es glauben oder nicht. Daher müssen Sie den Entschlossenheitsschalter umlegen und einfach anfangen, zu trainieren. Sie werden sofort mehr Energie haben und sich lebendig statt müde fühlen. Stellen Sie sich Sport als Handyladegerät vor. Wenn der Akku leer wird, laden Sie ihn auf und er hält wieder. Nichts anderes passiert auch, sobald Sie die Sportschuhe schnüren und meine Übungen machen. Bekämpfen Sie diese Ausrede also, indem Sie Sport treiben, denn genau dies ist das Heilmittel gegen Müdigkeit.

**Ausrede 3**: Meine Kinder haben Schulferien, ich kann also nicht trainieren.

**Meine Lösung**: Es ist toll, dass die Kinder zu Hause sind, denn so können Sie ihnen ein tolles Vorbild sein, wenn sie sehen, dass ihre Mutter fit ist. Lassen Sie sie beim Krafttraining das Zählen übernehmen und gehen Sie dann mit ihnen spazieren. Lassen Sie sie teilhaben. Sie sollten Ihre Kinder natürlich nicht dazu bringen, Ihre Übungen mitzumachen, aber Sie könnten sie Hampelmänner oder etwas Ähnliches machen lassen, was Kindern Spaß macht, während Sie Ihre Übungen durchführen.

**Ausrede 4**: Ich fühle mich zu dick und schwer und finde Sport unangenehm.

**Meine Lösung**: Besorgen Sie sich als Erstes bequeme Sportkleidung und selbst wenn Sie nur zwei Wochen lang jeweils 10 Minuten um den Block walken, wird dies Ihr Körperfett reduzieren und Sie werden schnell feststellen, dass Ihnen Sport leichter fällt und sich Ihr Körper freier bewegt.

**Ausrede 5**: Es ist zu kalt für Sport!

**Meine Lösung**: Mein bester Tipp hier: Legen Sie Ihre Sportkleidung auf die Heizung. Wenn Sie ein Morgenmensch sind, können Sie aufstehen und sich in Ihrer Sportkleidung aufwärmen, oder die Sachen erwarten Sie schön warm, wenn Sie von der Arbeit kommen, und Sie müssen sie nur noch anziehen und mit dem Training beginnen.

Der einzige Zeitpunkt, wenn Sie Nein zu Sport sagen sollten, ist, wenn Sie krank oder verletzt sind. Und vergessen Sie nicht, dass Sie nicht jeden Tag Sport machen müssen – nur 4-5 x pro Woche. So können wir genug Zeit und Motivation dafür finden. Zeit und Kraft in Sport zu investieren, lohnt sich, denn Sie werden sich anschließend SUPER fühlen.

### Fitness-Motivationsmantras

Wenn Sie noch mehr Motivation benötigen, finden Sie hier einige der besten Mantras. Falls Sie eines besonders anspricht, machen Sie ein Foto davon und speichern Sie es als Erinnerung auf Ihrem Handy und Computer. Auf meinen Pinterest®-Pinnwänden finden Sie viele weitere Bilder:

www.Pinterest.com/lwrfitness/

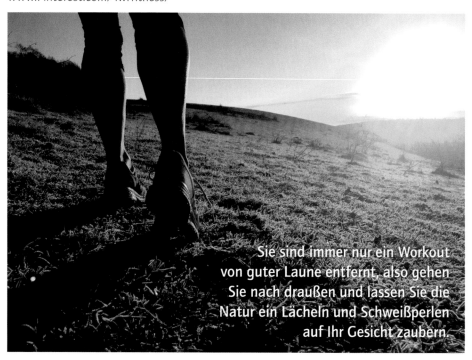

Sie sind immer nur ein Workout von guter Laune entfernt, also gehen Sie nach draußen und lassen Sie die Natur ein Lächeln und Schweißperlen auf Ihr Gesicht zaubern.

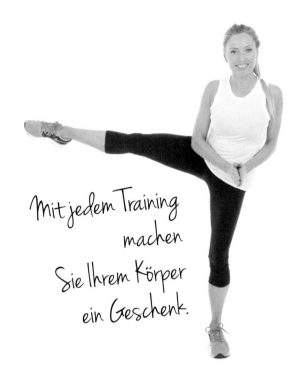

Mit jedem Training machen Sie Ihrem Körper ein Geschenk.

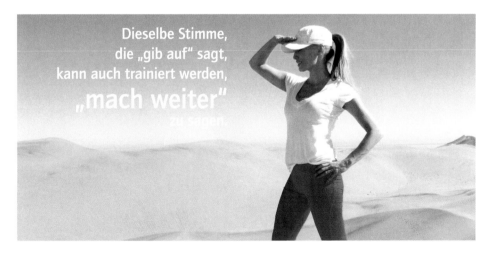

Dieselbe Stimme, die „gib auf" sagt, kann auch trainiert werden, „mach weiter" zu sagen.

# 13

# Fertige Trainingspläne

In diesem Abschnitt habe ich sorgfältig ideale Workouts für spezielle Anlässe für Sie zusammengestellt. Auch hier werden verschiedene Kräftigungs- und Cardio-Übungen miteinander kombiniert und bilden einen 21-Tage-Plan.

## BRAUT-BOOTCAMP-WORKOUT

Hier geht es darum, die Körperteile zu trainieren, die an Ihrem großen Tag zu sehen sind. Dieses Programm zielt darauf ab, die Haltung im Oberkörperbereich zu verbessern und schöne Schultern und schlanke, definierte Arme zu bekommen, damit Sie sich den ganzen Tag in Ihrem Kleid rundherum wohlfühlen. Wir arbeiten auch an den Muskeln im Taillenbereich, damit Sie an Ihrem Hochzeitstag eine schöne feminine Figur haben. Beim Cardio-Training halten wir uns an den Power-Walking-Plan, weil dadurch überschüssiges Körperfett abgebaut wird und Power-Walking hilft, Ihre Muskeln zu definieren.

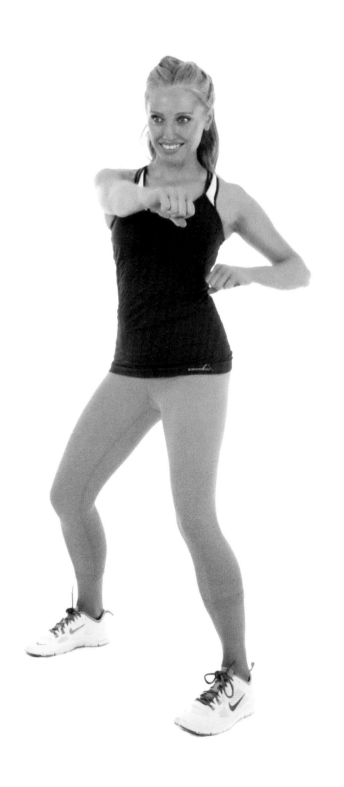

13

## Das Workout

### Übung 1: Knicks (Seite 71)

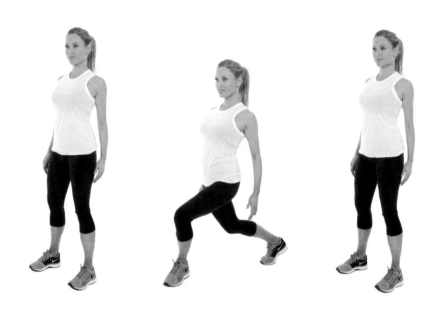

| | |
|---|---|
| Anfängerin: | 8-10 Wiederholungen, 2 Durchgänge |
| Fortgeschrittene: | 16-18 Wiederholungen, 3 Durchgänge |
| Erfahrene: | 30 Wiederholungen, 4 Durchgänge |

Übung 2: Sexy-Schultern-Former (Seite 117)

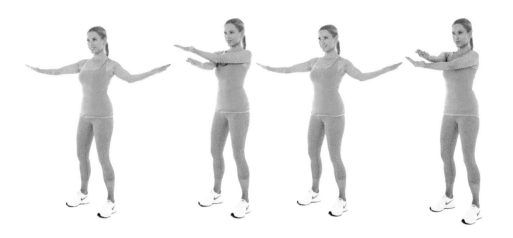

| | |
|---|---|
| Anfängerin: | 20 Wiederholungen, 2 Durchgänge |
| Fortgeschrittene: | 30 Wiederholungen, 3 Durchgänge |
| Erfahrene: | 50 Wiederholungen, 3 Durchgänge |

Übung 3: Die Flügel spreizen (Seite 135)

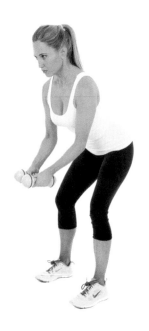 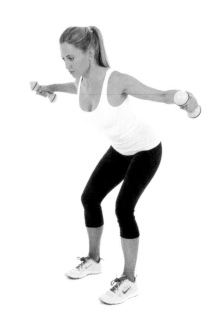

Anfängerin:          8 Wiederholungen, 2 Durchgänge

Fortgeschrittene:    10 Wiederholungen, 3 Durchgänge

Erfahrene:           16 Wiederholungen, 3 Durchgänge

Übung 4: Liegestütz für eine atemberaubende Brust (Seite 100)

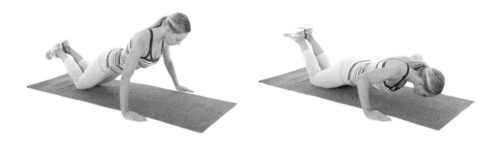

| | |
|---|---|
| Anfängerin: | 6-8 Wiederholungen, 2 Durchgänge |
| Fortgeschrittene: | 10-12 Wiederholungen, 3 Durchgänge |
| Erfahrene: | 20 Wiederholungen, 3 Durchgänge |

Übung 5: Crunch mit dem Gesicht nach unten (Seite 46)

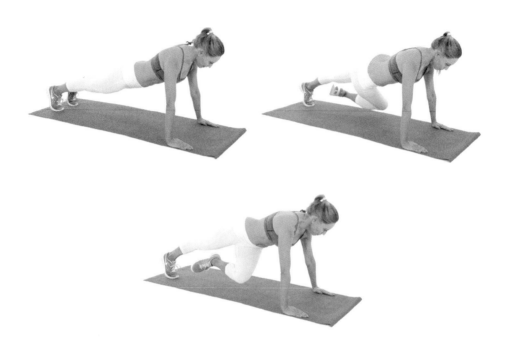

| Anfängerin: | 14-18 Wiederholungen, 2 Durchgänge |
| Fortgeschrittene: | 18-20 Wiederholungen, 3 Durchgänge |
| Erfahrene: | 30 Wiederholungen, 4 Durchgänge |

# Der 21-Tage-Plan

| Braut-Bootcamp-Workout | | |
|---|---|---|
| | Woche 1 | Woche 2 | Woche 3 |
| **Montag** | **Braut-Bootcamp-Workout** | 16-Minuten-Fettkiller-Power-Walk | 16-Minuten-Fettkiller-Power-Walk und **Braut-Bootcamp-Workout** |
| **Dienstag** | 16-Minuten-Fettkiller-Power-Walk | **Braut-Bootcamp-Workout** | **Braut-Bootcamp-Workout** |
| **Mittwoch** | **Braut-Bootcamp-Workout** | Ruhetag | 16-Minuten-Fettkiller-Power-Walk |
| **Donnerstag** | Ruhetag | 16-Minuten-Fettkiller-Power-Walk | **Braut-Bootcamp-Workout** |
| **Freitag** | 16-Minuten-Fettkiller-Power-Walk | **Braut-Bootcamp-Workout** | Ruhetag |
| **Samstag** | **Braut-Bootcamp-Workout** | 16-Minuten-Fettkiller-Power-Walk | **Braut-Bootcamp-Workout** |
| **Sonntag** | 16-Minuten-Fettkiller-Power-Walk | **Braut-Bootcamp-Workout** | 16-Minuten-Fettkiller-Power-Walk |

## SOS-BIKINI-WORKOUT

Wenn Ihr nächster Urlaub immer näher rückt und Sie Ihren Badeanzug gegen einen Bikini tauschen möchten, dann halten Sie sich an diesen 21-Tage-Plan und Sie können sich an den Pool legen und im Bikini grandios fühlen. In diesen Plan habe ich zwei Cardio-Trainingseinheiten eingearbeitet: Power-Walking und das Treppenworkout. Power-Walking hilft, überschüssiges Körperfett loszuwerden, und das Treppenworkout sorgt für den perfekten Po und schlanke Oberschenkel für Ihren Bikini.

Das Workout

Übung 1: Kniebeuge mit Schritt nach hinten (Seite 68)

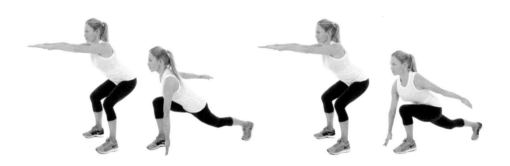

| | |
|---|---|
| Anfängerin: | 6-8 Wiederholungen, 2 Durchgänge |
| Fortgeschrittene: | 10-12 Wiederholungen, 3 Durchgänge |
| Erfahrene: | 16-20 Wiederholungen, 4 Durchgänge |

Übung 2: Buchdrücken (Seite 104)

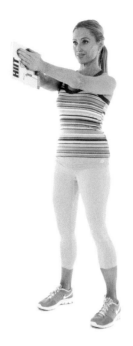 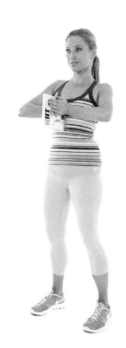

| | |
|---|---|
| Anfängerin: | 16 Wiederholungen, 2 Durchgänge |
| Fortgeschrittene: | 20 Wiederholungen, 3 Durchgänge |
| Erfahrene: | 30 Wiederholungen, 4 Durchgänge |

Übung 3: Ballerina-Po (Seite 70)

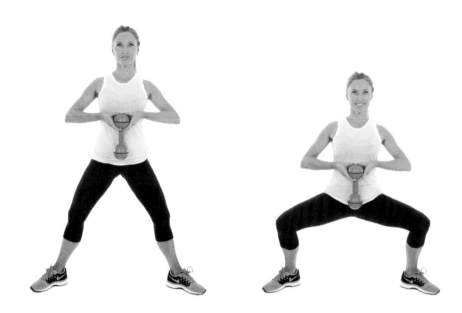

| | |
|---|---|
| Anfängerin: | 12-14 Wiederholungen, 2 Durchgänge |
| Fortgeschrittene: | 16-20 Wiederholungen, 3 Durchgänge |
| Erfahrene: | 30 Wiederholungen, 4 Durchgänge |

Übung 4: Bauchmuskel-Runderneuerung (Seite 47)

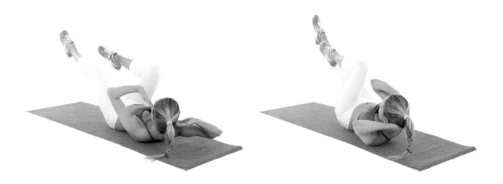

| | |
|---|---|
| Anfängerin: | 12-14 Wiederholungen, 2 Durchgänge |
| Fortgeschrittene: | 18-20 Wiederholungen, 3 Durchgänge |
| Erfahrene: | 30 Wiederholungen, 4 Durchgänge |

Übung 5: Schlanke Beine in zwei Schritten (Seite 86)

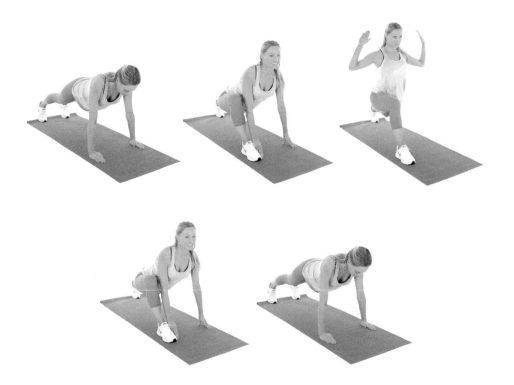

Anfängerin:              4 Wiederholungen, 2 Durchgänge
Fortgeschrittene:     8 Wiederholungen, 3 Durchgänge
Erfahrene:               12 Wiederholungen, 4 Durchgänge

## Der 21-Tage-Plan

| SOS-Bikini-Workout | | |
|---|---|---|
| | Woche 1 | Woche 2 | Woche 3 |
| **Montag** | **SOS-Bikini-Workout** | 16-Minuten-Fettkiller-Power-Walk | **SOS-Bikini-Workout** |
| **Dienstag** | 16-Minuten-Fettkiller-Power-Walk | Ruhetag | 10-Stufen-zur-perfekten-Figur-Workout |
| **Mittwoch** | 10-Stufen-zur-perfekten-Figur-Workout | **SOS-Bikini-Workout** | 16-Minuten-Fettkiller-Power-Walk |
| **Donnerstag** | **SOS-Bikini-Workout** | 10-Stufen-zur-perfekten-Figur-Workout | **SOS-Bikini-Workout** |
| **Freitag** | 16-Minuten-Fettkiller-Power-Walk | **SOS-Bikini-Workout** | Ruhetag |
| **Samstag** | **SOS-Bikini-Workout** | 16-Minuten-Fettkiller-Power-Walk | **SOS-Bikini-Workout** |
| **Sonntag** | Ruhetag | **SOS-Bikini-Workout** | 16-Minuten-Fettkiller-Power-Walk |

## 10-JAHRE-JÜNGER-AUSSEHEN-WORKOUT

Wenn wir die richtigen Lebensmittel essen und die richtigen Übungen machen, können wir alle die biologische Uhr zurückdrehen, jünger und gesünder aussehen und uns fitter fühlen, ohne uns unters Messer zu legen oder ein kleines Vermögen für teure Cremes und Tränke auszugeben. In unserem Körper kommt ein Hormon vor, das als **Wachstumshormon (HGH)** bezeichnet wird. Dieses Hormon lässt uns jung aussehen. Ab etwa 30 Jahren oder sogar etwas früher fährt der Körper die Produktion dieses Hormons jedoch zurück. Daher ist unsere Haut vielleicht nicht mehr so prall – HGH trägt dazu bei, dass Kollagen erhalten bleibt. Die gute Nachricht ist, dass Sport hilft, die Produktion dieses Hormons zu stimulieren und so dessen natürliche, tägliche Produktion zu erhöhen. Das Schöne an Sport ist, dass er Ihnen wirklich helfen kann, jünger auszusehen, in Form zu bleiben und die Entstehung von Altersspeck zu verhindern. Für diesen Trainingsplan habe ich Übungen ausgewählt, die große Muskelgruppen trainieren, um die HGH-Stimulation richtig zu unterstützen. Diese Bewegungen helfen auch, bestimmte Bereiche zu straffen, die sonst schlaff werden können. Wir werden sie kräftigen und wieder festigen.

Als Cardio-Training können Sie zwischen dem Power-Walking-Workout auf Seite 152 und dem Laufworkout auf Seite 155 wählen. Beide werden zu tollen Ergebnissen führen. Machen Sie einfach, was Sie lieber mögen. Ich möchte Ihnen auch ans Herz legen, einige meiner leckeren Rezepte aus dem Ernährungskapitel auszuprobieren, denn sie stecken alle voller Antioxidantien, die großartig für Ihre Haut sind, Sie strahlen lassen, Ihre Haare zum Glänzen bringen und die Nägel stärken.

## Das Workout

Übung 1: Handtuchdrücken (Seite 105)

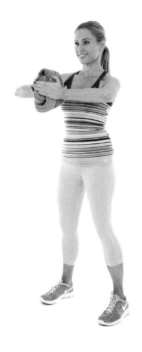
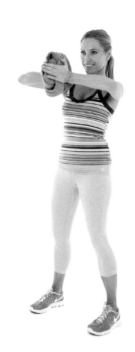

| | |
|---|---|
| Anfängerin: | 12 Wiederholungen, 2 Durchgänge |
| Fortgeschrittene: | 16 Wiederholungen, 3 Durchgänge |
| Erfahrene: | 20 Wiederholungen, 4 Durchgänge |

Übung 2: Weg mit den Winkearmen (Seite 116)

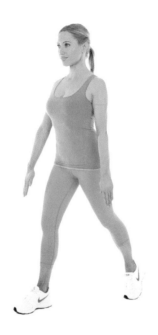 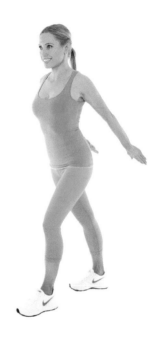

| | |
|---|---|
| Anfängerin: | 50 Wiederholungen, 1 Durchgang |
| Fortgeschrittene: | 50 Wiederholungen, 2 Durchgänge |
| Erfahrene: | 100 Wiederholungen, 2 Durchgänge |

Übung 3: Liebe-deine-Beine-Ausfallschritt (Seite 81)

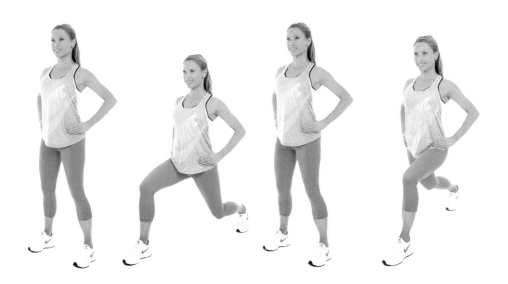

| | |
|---|---|
| Anfängerin: | 10-12 Wiederholungen, 2 Durchgänge |
| Fortgeschrittene: | 14-18 Wiederholungen, 3 Durchgänge |
| Erfahrene: | 30 Wiederholungen, 4 Durchgänge |

Übung 4: Superwoman (Seite 138)

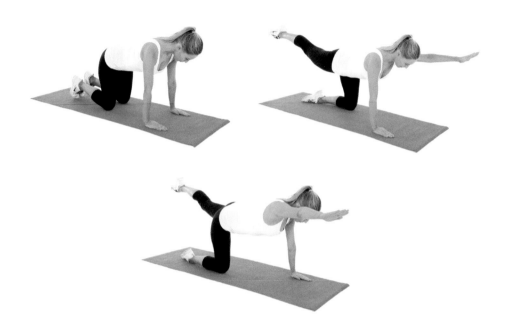

Anfängerin:            8 Wiederholungen, 2 Durchgänge

Fortgeschrittene:    10 Wiederholungen, 3 Durchgänge

Erfahrene:            20 Wiederholungen, 3 Durchgänge

Übung 5: Kniebeuge (Seite 67)

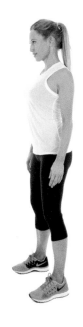 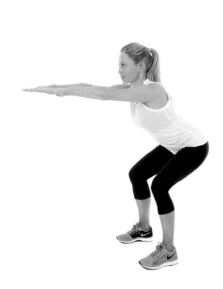

| Anfängerin: | 12-14 Wiederholungen, 2 Durchgänge |
| Fortgeschrittene: | 20-26 Wiederholungen, 3 Durchgänge |
| Erfahrene: | 30 Wiederholungen, 4 Durchgänge |

Übung 6: Drehung für eine schmale Taille (Seite 51)

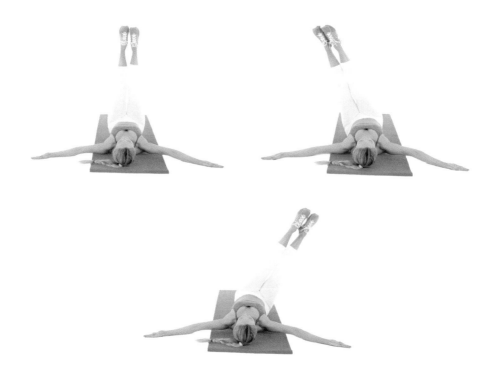

| Anfängerin: | 6-8 Wiederholungen, 2 Durchgänge |
|---|---|
| Fortgeschrittene: | 12-14 Wiederholungen, 3 Durchgänge |
| Erfahrene: | 16-20 Wiederholungen, 4 Durchgänge |

## Der 21-Tage-Plan

| 10-Jahre-jünger-aussehen-Workout | | |
|---|---|---|
| | Woche 1 | Woche 2 | Woche 3 |
| **Montag** | 10-Jahre-jünger-aussehen-Workout | Walken oder Laufen | 10-Jahre-jünger-aussehen-Workout |
| **Dienstag** | Walken oder Laufen | 10-Jahre-jünger-aussehen-Workout | Ruhetag |
| **Mittwoch** | Walken oder Laufen | 10-Jahre-jünger-aussehen-Workout | Walken oder Laufen |
| **Donnerstag** | 10-Jahre-jünger-aussehen-Workout | Ruhetag | 10-Jahre-jünger-aussehen-Workout |
| **Freitag** | Walken oder Laufen | 10-Jahre-jünger-aussehen-Workout | Walken oder Laufen |
| **Samstag** | 10-Jahre-jünger-aussehen-Workout | Walken oder Laufen | 10-Jahre-jünger-aussehen-Workout |
| **Sonntag** | Ruhetag | 10-Jahre-jünger-aussehen-Workout | Walken oder Laufen |

# SCHNELLES VIER-MINUTEN-WORKOUT

Dieses Workout können Sie durchführen, wenn Sie nur ein paar Minuten Zeit haben, aber Fett verbrennen möchten. Mehr müssen Sie nicht tun. Das schnelle Vier-Minuten-Workout setzt sich folgendermaßen zusammen: Machen Sie 20 Sekunden lang die „Sprünge zum Definieren der Oberschenkelinnen- und -außenseiten"; machen Sie anschließend 10 Sekunden lang Pause, indem Sie auf der Stelle marschieren; wiederholen Sie dies insgesamt vier Minuten lang, d. h. jeweils acht Durchgänge. Der Vorteil ist, dass diese Übung den Unterkörper trainiert und die 20-Sekunden-Intervalle helfen, schnell Kalorien zu verbrennen. Dies kann die Kalorienmenge erhöhen, die Ihr Körper den ganzen Tag über verbrennt. Wärmen Sie sich vorher immer auf und stretchen Sie sich und wärmen Sie sich anschließend richtig ab.

Übung 1: Sprung zum Definieren der Oberschenkelinnen- und -außenseiten

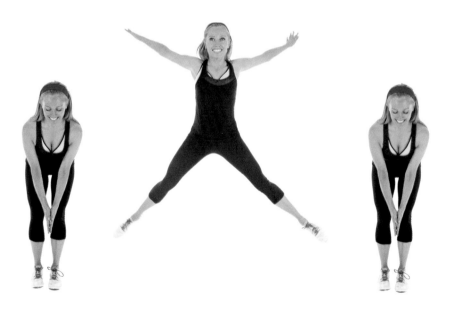

Gehen Sie in eine tiefe Kniebeuge, halten Sie die Position kurz und springen Sie dann so hoch wie möglich. Strecken Sie Arme und Beine dabei weit zur Seite. Landen Sie sanft in der tiefen Kniebeuge. Wiederholen Sie dies genau 20 Sekunden lang und gehen Sie dann direkt zu Übung 2 über.

### Übung 2: Auf der Stelle marschieren

13

Marschieren Sie 10 Sekunden lang auf der Stelle. Dies ist die Erholungszeit, Sie müssen also nicht schnell marschieren. Halten Sie Ihren Körper nur in Bewegung und atmen Sie tief ein.

Wiederholen Sie beide Übungen insgesamt vier Minuten lang. Dieses Workout können Sie in Echtzeit auf meinem YouTube®-Kanal verfolgen: Es heißt „Hiit Workout – 4 Minutes Fat Burning".

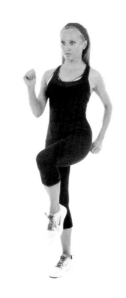

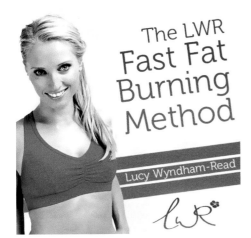

Dieses Workout ist auf Amazon® und iTunes® als Audio-Download verfügbar. Darin coache ich Sie durch das gesamte Workout.

## DANKSAGUNG

Als Erstes möchte ich meiner Familie danken, denn sie hat mich immer ermutigt und auf dieser tollen Reise unterstützt. Bei jedem einzelnen Schritt war sie für mich da. Ihr habe ich alles zu verdanken. Ein besonderer Dank gilt meiner Mutter, meinem Vater, Onkel Keith für seine harte Arbeit beim Korrekturlesen und Lektorieren, Tante Mandy, Jess und Johnny und meinen wundervollen Nichten Hatty, Mimi und Prinzessin Lucy sowie meinem wunderbaren Neffen Tom.

Ein großes Dankeschön an Michael, der viele frühe Morgenstunden für Outdoor-Fotoaufnahmen geopfert hat, für seine fortwährende Unterstützung und sein Vertrauen. Und auch an Tony Stevens für seine großartigen Fotos. Ihr alle wart Teil dieses Buches und meiner Reise.

Zuletzt möchte ich dieses Buch meinem Verlobten Mike widmen, der leider vor vielen Jahren ums Leben kam, aber immer mein leuchtender Stern geblieben ist. Wahre Liebe stirbt nie.

Besuchen Sie mich in den sozialen Medien und lassen Sie mich wissen, wie Sie mit Ihren Workouts vorankommen:

 LWRFitness Channel

 @lucywyndhamread

 @lucywyndhamread

 LWR Fitness

 LWR Fitness

## EIN LETZTER HINWEIS

Zweifeln Sie niemals an sich, geben Sie niemals auf. Dieses Buch ist nun Ihr Werkzeug, damit Sie auf dem gesunden Weg bleiben und einen Lebensstil voller Energie und Wohlbefinden beibehalten. Ihre Lucy

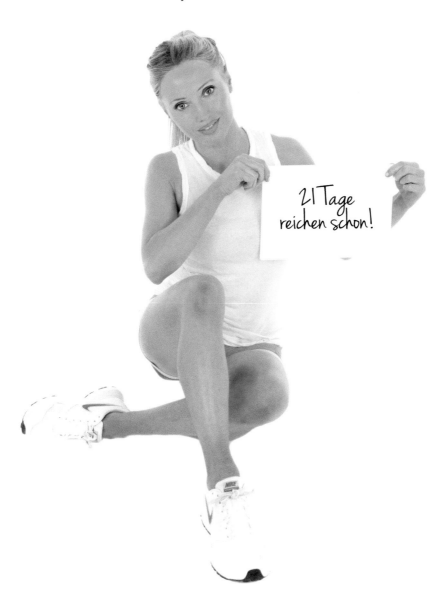

## BILDNACHWEIS

| | |
|---|---|
| **Covergestaltung:** | Eva Feldmann |
| **Umschlaggestaltung:** | Eva Feldmann |
| **Layout:** | Sannah Inderelst/Eva Feldmann |
| **Grafiken:** | © Thinkstock/iStock/AppleEyesStudio |
| **Satz:** | Claudia Sakyi |
| **Fotos:** | |
| Übungen: | Tony Stevens |
| Essen: | Lucy Wyndham-Read |
| **Lektorat:** | Dr. Irmgard Jaeger |